互联网+，
让高血压不再可怕

Hulianwang +,Rang Gaoxueya
Buzai Kepa

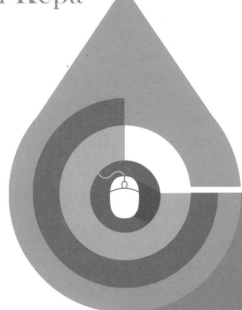

在线增值版

主　编：赵水平　黄全跃
副主编：赵　旺　刘　玲

湖南省互联网+高血压专家管理联合工作组
中南大学湘雅二医院
长沙市天心区人民医院
长沙中西医结合康复医院
湖南善医丰裕健康管理有限公司
联合组织编写

湖南科学技术出版社

作者姓名	工作单位
胡大一	北京大学人民医院
赵水平	中南大学湘雅二医院，长沙市天心区人民医院，长沙中西医结合康复医院
黄全跃	中南大学湘雅二医院，长沙市天心区人民医院，长沙中西医结合康复医院
余国龙	中南大学湘雅医院
郭艺芳	河北省人民医院
刘　玲	中南大学湘雅二医院
许丹焰	中南大学湘雅二医院
张大庆	中国医科大学盛京医院
钟巧青	中南大学湘雅医院
张　健	首都医科大学附属北京胸科医院
吴航宇	首都医科大学附属北京胸科医院
仝其广	首都医科大学附属北京胸科医院
邓　平	湖南省长沙市中心医院
蒋路平	湖南省长沙市中心医院
彭卫平	湖南省长沙市三医院
洪绍彩	广西武警总队医院
董洪玲	首都医科大学附属北京胸科医院
王中鲁	首都医科大学附属北京胸科医院
张　亮	首都医科大学附属北京胸科医院
王冠男	首都医科大学附属北京胸科医院
石宇杰	首都医科大学附属北京胸科医院
程　敏	首都医科大学附属北京胸科医院
赵　旺	中南大学湘雅二医院
陈雅琴	中南大学湘雅二医院
黄晓波	四川省成都市第二人民医院
徐　进	中南大学湘雅二医院
林秋珍	中南大学湘雅二医院
张诗岚	中南大学湘雅二医院
向群艳	中南大学湘雅二医院
田　丰	中南大学湘雅二医院
陈彦乔	中南大学湘雅二医院
杜　晓	中南大学湘雅二医院
陈　云	湖南善医丰裕健康管理有限公司
邱　博	湖南善医丰裕健康管理有限公司

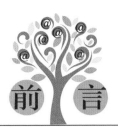

前言

　　一台智能血压计、一台电脑或一部手机，就能一对一地将高血压患者的血压信息实时传递给自己熟悉的专家或医生；约定的专家或医生则可准确地预判患者病情，及时给出防治方案，这样的医疗模式不再只是畅想，而是一种正在有效运行的高血压管理新生态模式。

　　2017年10月22日湖南省互联网＋高血压专家管理联合工作组正式成立，由国内知名、省内最权威的心脑血管名医专家组成的团队将利用湖南善医健康管理平台互联网＋技术，探讨高血压综合防控新模式，打造湖南省乃至全国高血压患者和医生的"共享大健康平台"，更好地为患者服务。利用互联网技术，通过移动医疗产品和穿带设备，随时掌握个体高血压患者的动态健康数据，定期检测血压波动变化，观察药量增减的降压效果。这样医生就可能在全面了解病情的基础上，对患者的病情进行分析和预判，实时地修正治疗方案。

　　通过湖南善医健康管理平台，使医生对高血压患者病情的干预能延展到家里。高血压患者还会收到专家推送的复诊通知、科普宣教资料、服药提醒等。所以，联合工作组的专家对高血压患者的诊疗将会从原来的点状干预变成长期线状管理，甚至为高血压患者全生命周期提供健康保健服务。

　　然而，患者掌握高血压发生的原因及如何有效防控的科学知识更为重要。患者只有真正理解了管理好血压对人生健康的重要意义，并能正确地应用相关科学知识，才能主动与医生配合，医患双方才能真正形成健康促进共同体，并努力朝共同目标即管理好高血压同步前行。

为此，我们组织省内外知名的高血压专家共同编写了这本高血压防治科普小册子。全书分为 7 篇，共计 151 个小专题，采用通俗易懂的文字介绍高血压相关科学知识。真心希望这本科普书能借助互联网的神力，让高血压患者消除可怕的心理，在医生的帮助下，让自己拥有健康的身体。

赵水平

于中南大学湘雅二医院

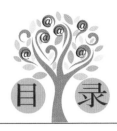

目 录

第一篇　湖南善医健康管理平台简介

1　高血压自我管理之友
　　——湖南省互联网＋高血压专家管理联合工作组简介 / 003

2　湖南善医健康管理平台创新亮点 / 005

3　湖南善医健康管理平台带来的益处 / 007

4　湖南善医健康管理平台使用手册 / 009

第二篇　血压和高血压背后的故事

5　发现心脏血管功能的先驱 / 027

6　血压测量的最早记录 / 028

7　现代血压测量方法经历百年探索 / 029

8　听诊器是如何发明的 / 030

9　罗斯福总统与高血压 / 031

10　斯大林元帅与高血压 / 033

11　丘吉尔首相与高血压 / 034

12　高血压给美国小镇带来名气 / 035

13　防控高血压的跨世纪之战 / 037

第三篇　高血压基础理论知识

14　什么是血压 / 041

15　血压测量的正确方法 / 042

16　血压的正常值如何确定 / 042

17　血压为什么会高呢 / 044

18 我为什么会得高血压 / 045

19 高血压是常见的慢性病吗 / 045

20 高血压的诊断标准 / 046

21 为什么家里所测血压比医院测值低 / 047

22 不同体位所测血压有差别 / 048

23 上臂姿势和血压计位置与血压的关系 / 049

24 手腕式和上臂式血压计测量的血压有不同吗 / 049

25 智能脉搏波血压计与普通电子血压计的区别 / 050

26 什么叫智能血压计 / 052

27 智能血压计动态测量设计方法流程 / 053

28 选用哪种血压计为好 / 055

29 动态血压监测关闭流程 / 057

30 为什么要测量双侧上肢血压？/ 058

31 为什么医生有时要测量下肢血压？/ 059

32 下肢的血压比上肢的血压低意味着什么？/ 059

33 为什么要检测 24 小时动态血压？/ 060

34 人体血压波动的昼夜规律 / 062

35 血压随季节变动而有波动 / 064

36 高盐摄入可使血压升高 / 065

37 情绪波动与血压不稳定 / 066

38 睡眠不好血压就会升高 / 067

39 高血压有遗传吗？/ 068

第四篇 高血压临床知识

40 肥胖会引起高血压 / 071

41 老年人为什么易患高血压 / 072

42 老年高血压与中青年高血压的区别 / 073

43 更年期女性易患高血压 / 074

44 妊娠期高血压疾病 / 075

45 高血压对胎儿有影响吗？/ 076

46 继发性高血压和原发性高血压有什么区别 / 076

47 哪些高血压可能治愈 / 077

48 高血压早期为什么常常被忽视 / 078

49 高血压患者也可出现心慌气短 / 079

50 高血压患者可有胸闷胸痛 / 080

51 高血压与心绞痛有关吗 / 081

52 高血压与心肌梗死有关吗？/ 082

53 得了高血压心脏也会"肿大" / 083

54 高血压患者常有腔隙性脑梗死 / 084

55 高血压容易引起脑出血 / 085

56 缺血性脑梗死与高血压关系密切 / 086

57 高血压与尿蛋白 / 087

58 高血压患者夜晚小便次数增多说明什么？/ 087

59 高血压引起终末期肾病可能需要血液透析 / 088

60 高血压患者会有小腿肌肉疼痛 / 090

61 血压高与血糖高常相伴随 / 090

62 高血压多合并高血脂 / 091

63 动脉硬化和动脉粥样硬化有何不同 / 092

64 主动脉瘤不是肿瘤 / 093

65 主动脉夹层是怎么回事 / 094

66 高血压患者为什么突然失明 / 095

67 高血压患者鼻出血常易复发 / 096

68 高血压患者首诊为什么需抽血化验 / 097

69 高血压患者需要常规做心电图吗 / 097

70 高血压患者需要进行 B 超检查吗 / 098

第五篇　高血压的治疗

71 高血压的非药物治疗方法 / 101

72 高血压患者为什么要低盐饮食 / 102

73 规律运动能降低血压 / 103

74 吃食醋泡的食物能治疗高血压吗 / 104

75 所谓有降压作用的蔬菜究竟对血压的影响有多大 / 105

76 磁疗床和可穿戴物件有降血压作用吗 / 106

77 中药枕头对高血压有帮助吗 / 107

78 气功能治疗高血压吗 / 108

79 什么时候开始高血压的药物治疗为佳 / 109

80 80 多岁高龄老人高血压仍需要药物治疗 / 110

81 降血压的药物分为哪几大类 / 111

82 用来降压的利尿药有哪些 / 112

83 利尿药有哪些不良反应 / 113

84 高血压合并糖尿病患者能用利尿药吗 / 113

85 高血压合并痛风患者能用利尿药吗 / 114

86 常用的钙通道阻滞药有哪些 / 115

87 长效的钙通道阻滞药有哪些优点 / 115

88 钙通道阻滞药常见不良反应有哪些 / 116

89 β受体阻滞药有哪些 / 117

90 哪些高血压患者适合应用β受体阻滞药 / 117

91 高血压合并慢性支气管炎及肺气肿患者能用β受体阻滞药吗 / 119

92 哪些患者不能使用或谨慎使用β受体阻滞药 / 119

93 血管紧张素转换酶抑制药有哪些种类 / 121

94 哪些高血压患者适合用血管紧张素转换酶抑制药 / 122

95 血管紧张素转换酶抑制药有哪些常见不良反应 / 123

96 哪些情况下不能服血管紧张素转换酶抑制药 / 124

97 血管紧张素Ⅱ受体拮抗药有哪几种 / 125

98 血管紧张素Ⅱ受体拮抗药与血管紧张素转换酶抑制药各有什么优势 / 125

99 α受体阻滞药为什么不再常用 / 126

100 常用降压药复方片的优点 / 127

101 如何评价传统的复方降压片 / 127

102 中药复方降压片的优点和缺点 / 128

103 控释片、缓释片或半衰期长的药物作用有何不同 / 129

104 为什么医生常推荐服用一日一次的长效降压药物 / 130

105 不要盲目仿照他人的降压药治疗方案 / 131

106 为什么医生处方两种或两种以上的降压药 / 132

107 常用的两药联合用药方案 / 133

108 降压药服用并无疗程之说 / 134

109 高血压患者经过治疗血压恢复正常后可以停药吗 / 135

110 高血压患者的目标血压究竟是多少 / 135

111 老年人服用降压药要注意什么？/ 136

112 单纯收缩性高血压如何选择降压药 / 137

113 想怀孕的妇女如何选用降压药 / 138

114 高血压患者需要吃阿司匹林吗 / 140

115 过高的血压难降下来的原因有哪些 / 141

116 降压治疗开始很有效但后来效果差的原因有哪些 / 142

117 降压药需要定期更换品种吃吗 / 143

118 降压药对肝、肾功能有损害吗 / 144

119 降压药对性功能有影响吗 / 145

120 哪些药物可导致血压升高 / 146

121 哪些药物与降压药存在相互作用 / 147

122 高血压患者来医院复诊前该不该服降压药 / 148

123 高血压治疗的好处究竟在哪里 / 148

124 每天应什么时候服降压药 / 150

125 高血压患者发生低血压时如何处理 / 153

第六篇 高血压认知误区

126 我体质好，高血压顶得住 / 157

127　先不吃药或吃便宜药，免得以后无药可吃 / 158

128　我这么年轻就要吃降压药，那以后药物还会有效吗 / 159

129　我多运动，争取把高血压降下来 / 160

130　"饭后百步走，活到九十九"是真的吗？/ 161

131　我先不吃降压药，等不舒服时再吃 / 161

132　我间断地服用降压药物，免得产生耐药性 / 162

133　药物都有不良反应，不吃为好 / 163

134　喝酒真能降血压吗 / 164

135　三七能降血压吗 / 165

第七篇　高血压及相关情况的自我管理

136　饮食起居管理 / 169

137　情绪管理 / 170

138　过好性生活 / 171

139　心率管理 / 172

140　合并糖尿病的管理 / 174

141　合并高血脂的管理 / 175

142　头晕如何处理 / 177

143　突然心慌气短的自我处理 / 178

144　在家突发急性胸痛怎么办 / 178

145　喝擂茶也易发生高血压 / 179

146　降压药用久了也不一定要换 / 180

147　哪些情况适合用新降压药 / 181

148　远离心脑血管急症的 7 种情况 / 183

149　天气渐凉请注意监测血压 / 184

150　高血压的"家庭康复"要点 / 185

151　再谈互联网＋高血压管理 / 187

后　记

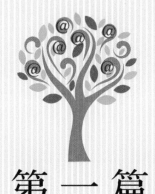

第 一 篇
湖南善医健康管理平台简介

1 高血压自我管理之友
——湖南省互联网＋高血压专家管理联合工作组简介

"互联网＋"就是将移动互联网、云计算、大数据、物联网等用于我们现行的各种工作中。高血压领域在"移动医疗"技术方面的最新应用主要体现在传统的血压监测设备和大数据、云计算、物联网等移动互联网技术的创新融合上。

2017年10月27日，湖南省互联网＋高血压专家管理联合工作组正式成立。这是一个由国内知名、省内最权威的心脑血管疾病诊疗名医和专家组成的医生集团，将利用"互联网＋健康医疗"技术，探讨高血压综合有效防控新模式，打造湖南省乃至全国高血压患者和医生的"共享大健康平台"，更好地为高血压及相关疾病患者服务。这也是湖南省首家高血压相关疾病"互联网＋专家医疗服务平台"——由中南大学湘雅二医院心血管内科赵水平和周胜华教授任组长，李向平教授任副组长，李江教授任工作组秘书，其核心成员包括十余名湖南省数家三甲医院心血管内科教授或主任医师。

联合工作组宗旨

在国家大力推行"互联网＋健康医疗"的大时代背景下，为促进"互联网＋"技术规范合理的应用于我省高血压防治事业，提升我省高血压综合有效防控和管理的信息化水平，由湖南省预防医学会心脏病预防和控制专业委员会与湖南省医学会心血管病学分会共同成立了湖南省互联网＋高血压专家管理联合工作组，以中南大学湘雅二医院为牵头单位，以省内著名心血管病专家为核心，联合全省各地市县医生，利用"互联网＋"技术整合高血压规范管理应用于我省高血压防治工作，该联合工作组将从健康促进教育、精准诊断、风险评估、生活方式推荐、合理药物应用、长期实时监控六大板块对我省高血压患者进行管理和科学研究。联合工作组的成立将对"互联网＋健康医疗"技术更加规范合理地应用于我省高血压防治管理具有重要意义，对我国高血压综合有效防控新模式的建立也将发挥重要作用。

本工作组的任务是利用互联网技术，通过移动医疗产品和穿戴设备，随时掌握个体高血压患者的动态健康数据，定期检测血压波动变化，了解患者的血压是否得到满意的控制，观察药量增减的治疗效果，并对患者的病情做出预判，从而帮助实际诊疗医生准确评价治疗效果，修正治疗方案。同时，也能在一定程度上减轻看病难的问题，使医生与患者的沟通变得更加高效。利用大数据平台对我省高血压大样本、多中心、跨地域的研究必将提供极大的便利，为我省高血压防治探索有效的新途径。

联合工作组任务

1. 组建湖南省互联网＋高血压防治专家管理平台。该平台由下列成员构成：❶高血压管理医生专家团队；❷各地市县基层和社区医护人员；❸网络软件平台（湖南善医健康管理平台）；❹智能穿戴血压计生产企业（瑞光康泰有限公司）；❺关注高血压及相关疾病防治的企业和单位。

2. 主办各种学术会议，每年定期主办"互联网＋高血压管理论坛"，探讨高血压的防治新策略和新措施。

3. 定期开展高血压防治的科普宣传和义诊。

4. 编写出版互联网实用高血压专著《高血压及相关疾病互联网管理》和高血压相关疾病科普书《互联网＋，让高血压不再可怕（在线增值版）》

5. 委托湖南善医健康管理平台开展行之有效的个体高血压患者的互联网＋专家管理新型医疗服务工作。

6. 以中南大学湘雅二医院为基地，积极开展高血压防治的科学研究工作。

〔中南大学湘雅二医院　赵水平　周胜华　李向平　李　江〕

2 湖南善医健康管理平台创新亮点

　　一台智能穿戴式轻便新型血压计、一部微信手机或一台联接互联网的电脑，就能一对一地将高血压患者的血压信息实时传递给自己熟悉的专家或医生；约定的专家或医生则可准确地预判患者病情，及时提供正确的医疗咨询服务，这个医疗健康服务模式就是湖南善医健康管理平台。它借助互联网＋的新技术，专门为高血压患者及其相关慢性病患者创建了一种新型实用的健康促进和医疗管理模式，其优点是：❶便捷随意穿戴；❷精准随时监测血压和心率；❸检测指标自动即刻传送；❹轻巧携带方便。

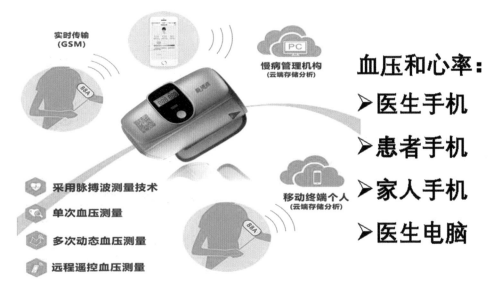

新型智能血压计

该血压计所测血压和心率自动经互联网上传手机端和医生电脑

　　除了互联网＋智能血压计，还特别需要有一支医疗专家队伍。湖南省互联网＋高血压防治管理联合工作组也就应运组建。该工作组利用湖南善医健康管理平台互联网＋技术，创建高血压综合防控新模式，打造湖南省乃至全国高血压患者和医生的"共享大健康管理平台"，更好地为广大患者服务。

为了提高对高血压的防控能力，工作组专家借助互联网＋新技术，率先利用最先进的医疗智能穿戴仪器设备，创建了湖南善医健康互联网＋高血压防治专家管理平台。该平台充分利用互联网，随时掌握个体高血压患者的动态健康数据，定期检测血压波动变化，观察药量增减的治疗效果，从而对患者的病情做出预判，帮助地面实际诊疗医生评价治疗效果，修正治疗方案。

"你好，近 3 天你的血压监测提示血压仍高于正常，留意测血压前不喝浓茶，不剧烈活动……"在湖南善医健康管理平台的专家手机里，有不少这样与患者的对话信息。

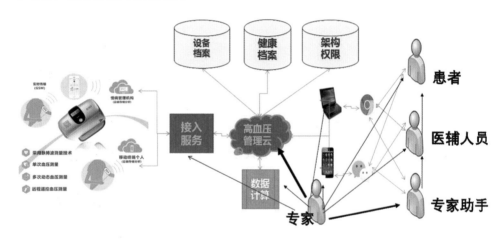

互联网＋高血压管理平台架构

目前有许多"空巢老人"高血压患者，有的因家属在外地或工作繁忙无法在身边照顾，有的家属则困于在大医院"看病难"，很少有时间与医生进行有意义的沟通，为实时了解老人的身体信息，患者或其家人选择通过湖南善医健康互联网＋高血压防治专家管理平台这个"家庭医生"，实现对老人血压及相关健康问题的管理。

患者及家属可以选择名医专家一对一沟通，如有需要进一步诊疗的情况，也可以通过这一平台选择指定的医院进行治疗，"共享"省内名医资源。作为心血管疾病预防和控制上的一种创新，平台的特色是使患者享受网上、网下无缝的专家直接管理，推进心血管疾病的预防与治疗同步结合，享受个体精准健康管理和全程随访。

湖南省互联网＋高血压专家管理联合工作组的成立将会有助于逐步解决目前看病难的问题。通过湖南善医健康管理平台，使医生对高血压患者病情的干预能延伸到家里。高血压患者还会收到专家推送的复诊通知、科普宣教资料、服药提醒等。所以，专家对高血压患者的诊疗将会从原来的点状干预变成长期线状管理，甚至对高血压患者全生命周期的健康促进和医疗保健服务。

〔中南大学湘雅二医院　赵水平，湖南善医健康管理平台　陈　云〕

3　湖南善医健康管理平台带来的益处

湖南善医健康管理平台拥有独家、精准、智能的血压监测设备，作为湖南省高血压互联网＋专家管理联合工作组的委托单位，创建了国内首家高血压相关疾病互联网＋专家医疗服务的最佳模式。该平台能给高血压患者及其管理带来下列益处：

（1）在湖南善医健康管理平台上，高血压患者可以通过微信实现与湖南省乃至全国知名心血管专家的无缝对接，可以就心血管方面的疾病问题直接随时微信咨询专家，权威专家能及时给予专业解答。同时，在线下可去各医院门诊咨询相关的健康管理专家，从而实现线上线下全方位的专家管理。

（2）湖南善医健康管理平台提供专业的医学科普宣传，譬如专家面对面科普讲座以及微信公众号医学知识的推送等，目的是为了促进高血压高危人群的自我健康意识，以控制高血压的发展，大幅度减少心脑血管并发症的发生。同时通过线上线下给高血压患者提供个体化的治疗方案，实现预防与治疗完美结合。

（3）在高血压患者加入湖南善医健康管理平台的整个过程中，其签约专家将根据患者的既往病史、用药情况、个人基因检测结果、饮食习惯和生活习惯等进行健康评估，制定针对患者的个体化治疗方案，并提供全程随访服务。

（4）除了高血压患者的血压问题外，湖南善医健康管理还提供与时俱进的高端医疗护理辅助性服务，如预约挂号、就诊住院、心电监护、药品配送、医患沙龙、专业机构体检等，旨在为高血压患者提供全方位的健康服务。

（5）湖南善医健康管理平台给高血压患者带来很大的方便，在很大程度上可缓解中国目前看病难的问题。

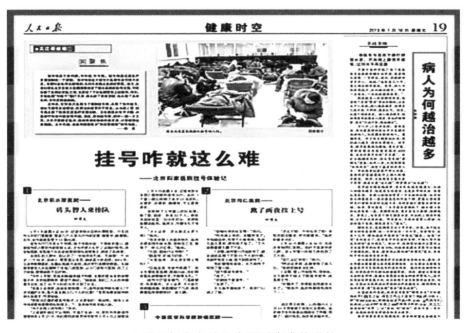

人民日报发文关注中国看病难的现状

〔中南大学湘雅二医院　赵水平，湖南善医健康管理平台　陈　云〕

4 湖南善医健康管理平台使用手册

如何成为湖南善医健康管理平台会员

第一步 打开智能手机，使用微信，点击微信内的扫一扫，扫描湖南善医健康管理平台二维码。

第二步 扫描完成后，显示下图，点击"关注"。

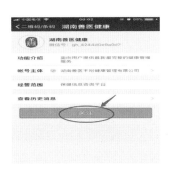

第三步 点击下图中"进入系统"。

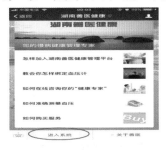

第四步 点击"没有账号？请注册"。

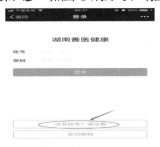

第五步 输入您的手机号码以及图中所示验证码。

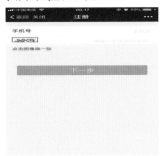

第六步 点击"下一步"，出现下图。

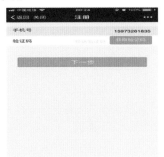

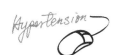

第七步 点击"获取验证码"，输入您从短信中收到的验证码。再点击"下一步"。

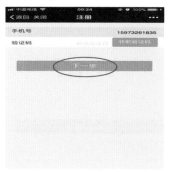

第八步 输入自设密码（123456），并在"确认密码"栏再次输入123456。点击"注册"。

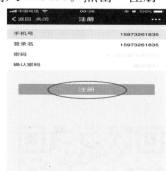

第九步 点击"关闭"。

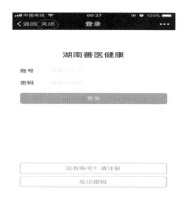

第十步 再次点击"进入系统"，自动登录。

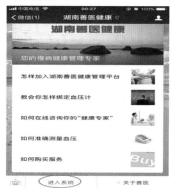

第十一步 点击"添加服务"。

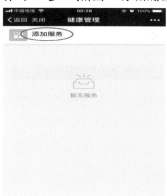

第十二步 点击"定制"。

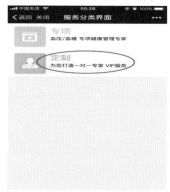

第十三步 若想选择的专家在中南大学湘雅二医院，点击中南大学湘雅二医院后面的"详情"。

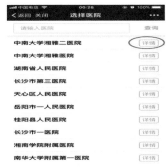

第十五步 点击该服务后面所对应的"详情"。

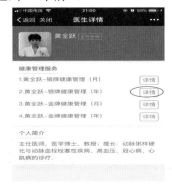

第十七步 点击"确认"。

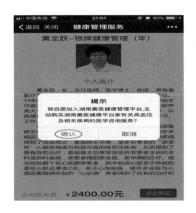

第十四步 点击需要购买专家（如黄全跃主任医师）的后面的"详情"。

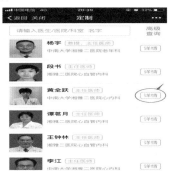

第十六步 点击"点击购买"。

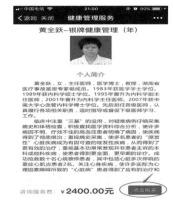

第十八步 在"同意用户协议"前勾选。

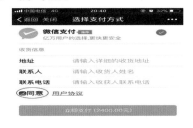

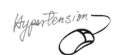

第十九步 点击"立即支付"。

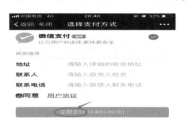

第二十步 点击"确认支付"。

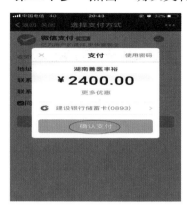

　　输入支付密码，完成付费，您就成为湖南善医健康管理平台的真实会员，已成功与专家建立联系。您将在随后的 1 年内，极为方便地获得该专家的咨询及湖南善医健康管理平台医辅人员所提供的相关服务。

设备绑定操作

第一步 点击主界面底部的"设备"。

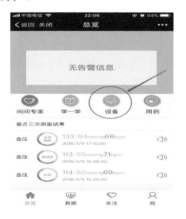

第二步 出现"我的设备"界面。点击"添加设备"。

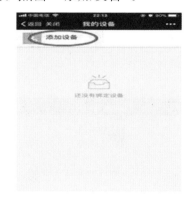

第三步 添加设备有两种方式：

（1）点击左图圆圈所示扫描框，扫描我们设备的二维码，设备二维码在包装盒上。

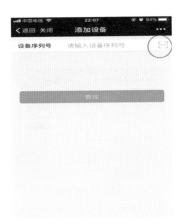 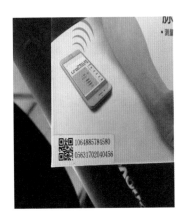

（2）在设备序列号栏输入设备序列号：05631702040456（备注：设备号为二维码旁第二排数字），绑定成功后可查看设备。

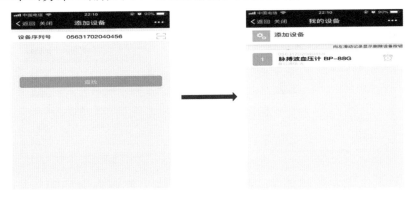

咨询专家

（1）购买服务完成后，点击左图底部"进入公众号"，再点击左图底部"进入系统"左边的小键盘。

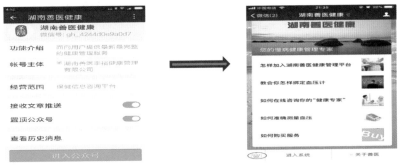

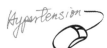

（2）在出现的对话框中输入文字，如"您好"，点发送，平台专家会即时收到您发的消息，从而建立与专家的联系。

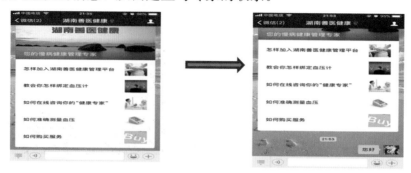

（3）如果使用语音发送，则点击左图底部圆圈中的小喇叭，进行文字或语音切换交流。

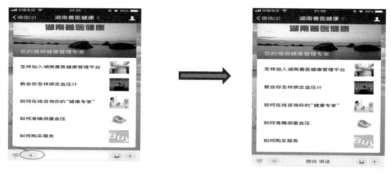

（4）点击下左图底部的"按住说话"，说出您要咨询的问题，发送语音出去即可，完成与专家的咨询过程。

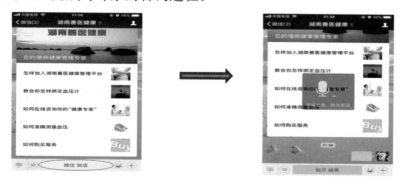

用户亲友关注

第一步 注册湖南善医健康管理平台个人账号，注册方法可查看善医会员注册流程。

第二步 进入善医公众号点击"关注"。

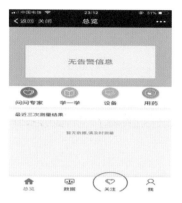

第三步 点击"添加亲友"。

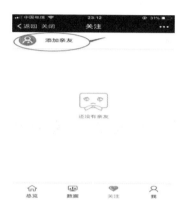

第四步 点击"扫描二维码"。

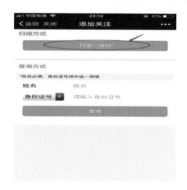

第五步 查找需要关注亲友的二维码，每个注册用户都在平台上有独一无二的二维码，点击进入系统，点"我"，然后下拉菜单，找到"我的二维码"，显示如下右图，然后用另一用户手机，按之前的平台操作添加亲友出现"扫描二维码"，点击"扫描二维码"，扫描亲友的二维码，即可完成亲友关注的操作。

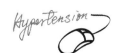

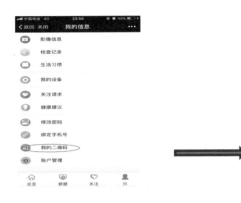

添加检查记录

第一步　点击主界面"我"。

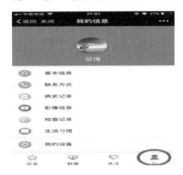

第二步　点击"检查记录"。

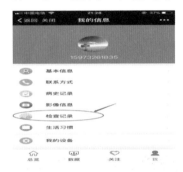

第三步　点击"添加检查记录"。

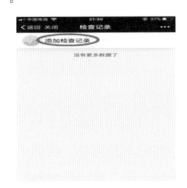

第四步　按要求填写检查记录信息检查项目、时间。

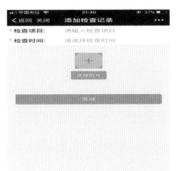

第五步 点击"选择图片"。

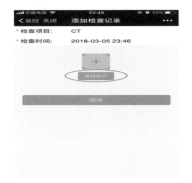

第六步 选择自己手机拍的结果，点击"完成"。

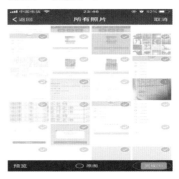

第七步 点击"完成"。

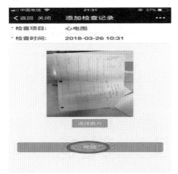

第八步 完成检查记录的录入。

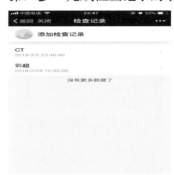

血压数据查看

第一步 点击公众号，点击底部界面"数据"。

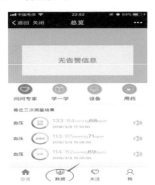

第二步 点击"血压"。

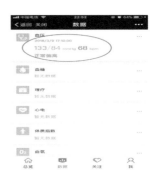

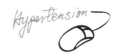

第三步　点击"我的血压"界面"数据"。

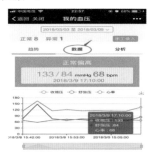

第四步　点击"我的血压"界面顶部时间。

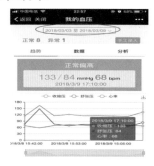

第五步　选择需要查看血压数据的时间。

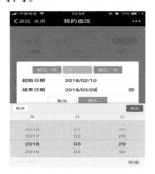

第六步　下拉可查看完整历史血压数据。

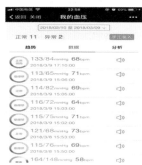

用户病史修改

第一步　点击主界面"我"。

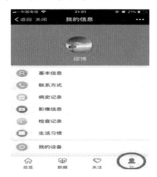

第二步　点击"病史记录"。

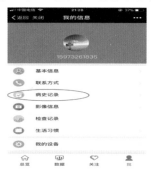

第三步 点击"修改"。

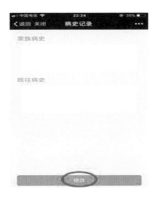

第四步 输入个人病史，如"高血压"。

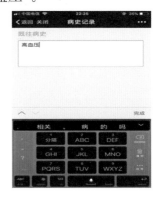

第五步 点击"完成"。

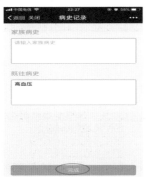

第六步 点击"返回"，完成录入。

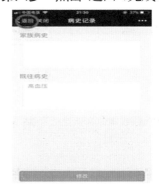

会员个人信息修改

第一步 点击主界面底下的"我"。

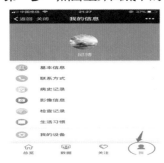

第二步 在点击"基本信息"。

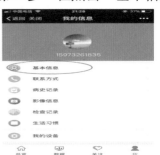

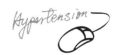

第三步 点击"修改"。

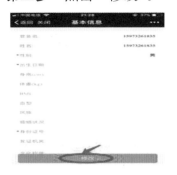

第四步 填写信息。

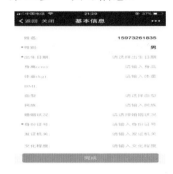

第五步 修改名字，在姓名栏删掉电话号码改成自己的姓名。

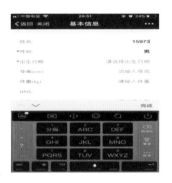

第六步 完善个人信息，如出生日期、身高、体重、身份证号码。

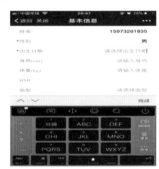

第七步 点击"完成"。

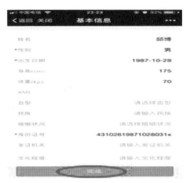

第八步 点击"返回"，完成。

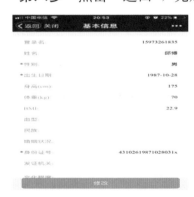

（备注：出生日期和身份证号码日期必须一致，且性别、出生日期、身份证号码为必填项，否则个人信息修改无效。）

录入用药情况

第一步 点击进入系统，点击"用药"。

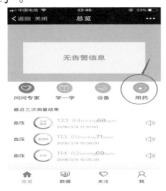

第二步 点击"用药计划"。

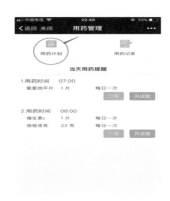

第三步 点击"添加计划"。

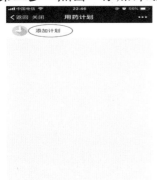

第四步 点击"添加用药时间"。

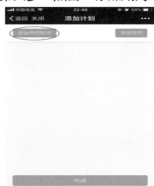

第五步 用药时间修改，按实际用药时间修改就好。

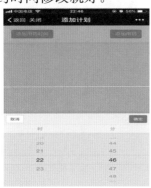

第六步 时间修改好后，点击"确定"。

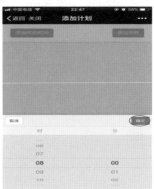

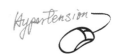

第七步 点击"添加用药"。

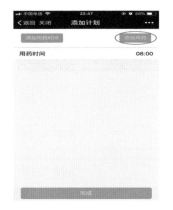

第八步 按实际用药，填写用药信息。

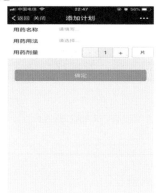

第九步 点击"确定"。

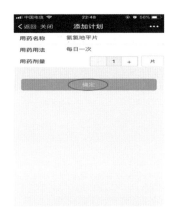

第十步 实际用药录完后，点击"完成"。

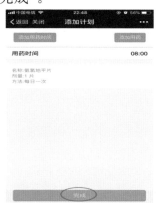

第十一步 点击"返回"。

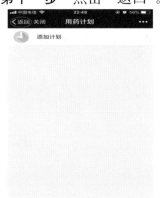

第十二步 完成录入用药。

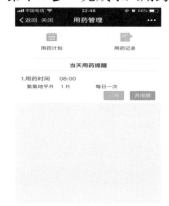

会员头像修改

方式一：

第一步 点击主界面底下的"我"。

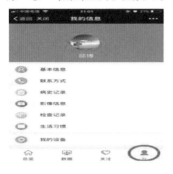

第二步 点击"我的头像"。

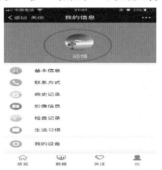

第三步 点击"选择头像"。

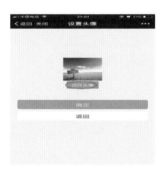

第四步 点击"从手机相册选择"。

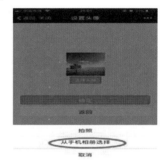

第五步 查找合适的个人照片。

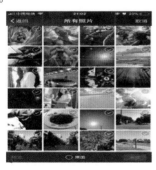

第六步 勾选合适照片，点击"完成"。

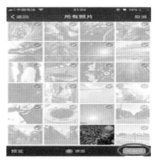

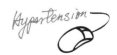

第七步　点击"确定"。

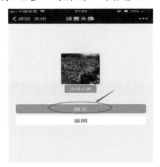

第八步　头像修改完成。

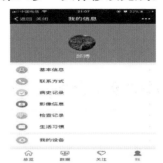

　　方式二：选择点击拍照，用手机拍张个人自拍照，或者叫人帮忙拍张个人照片，选择个人最喜欢的照片，然后按照上面步骤，点击"确定"完成头像的修改。

〔湖南善医健康管理平台　邱　博　赵水平〕

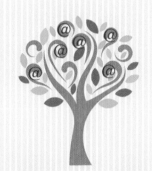

第 二 篇

血压和高血压背后的故事

5 发现心脏血管功能的先驱

追溯现代心脏病学或高血压的历史，人们不可不知道 300 多年前出生的一个叫威廉·哈维（William Harvey，1578—1657）的英国人，他是英国 17 世纪著名的生理学家和医生。他在前人研究的基础上，不断实践，结合自己对动物和人体的反复研究和观察，于 1628 年发表了划时代的论血液循环的伟大著作《心血运动论》。著作中他详细地描述了人体血液循环的规律，心脏和动脉、静脉的关系，这在当时对医学（人类解剖学）和生理学做出的贡献，可以与欧洲科学巨匠波兰的哥白尼、意大利的伽利略、英国的牛顿齐名，可惜当时还没有医学诺贝尔奖，要不然他一定会获此殊荣的。

威廉·哈维自幼天资聪颖，15 岁时就进入剑桥大学，主修了两年与医学相关的学科。24 岁进入当时欧洲最著名的意大利帕多瓦大学学习解剖学，同年还获得剑桥大学医学博士学位。25 岁正式行医，29 岁进入英国皇家医学院，40 岁成为皇室御医。

哈维酷爱动物及人体解剖，他在意大利学习期间就解剖过 80 多种动物。后来他爸爸死了，哈维在十分伤心地痛哭过以后，觉得人死不能复生，尸体就那么埋了很可惜，何不拿起刀

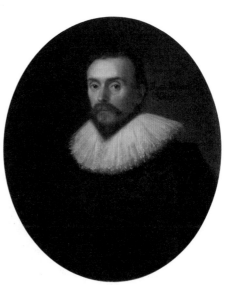

威廉·哈维

将老爸解剖分析一番，说不定还能找出死亡的直接原因。不仅如此，他又不顾世人的非议，解剖了自己过世的姐姐和姐夫。后来，在给学生讲授大课小课的时候，他还不时地将这些解剖经历告诉学生，生动举例说明解剖学的科学意义。平时授课中在描述胸腔和胸部器官时，哈维着重论述了心

脏的结构、心脏的运动及心脏中瓣膜的功能。他明确指出：血液不断流动的动力，来源于心脏的收缩。

6　血压测量的最早记录

17 世纪的时候，哈维发现割破动脉时，血液会喷涌而出，这意味着一定有某种压力驱使血液流动，哈维将其归之于心脏的收缩。但那个时代整个医学都处于蒙昧阶段，还没有人意识到这个小小的动脉血液喷发出的压力对人体会有多么重大的意义。即使伟大的哈维生前也并没有告诉人们如何测量血压。

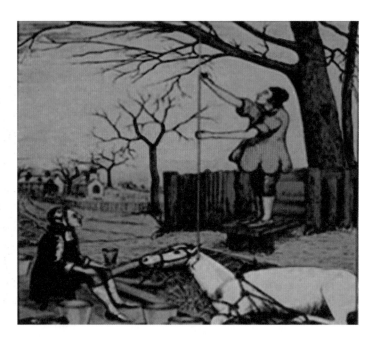

测量血压的"残忍"方式（1733）

又过了 100 多年，物理学中流体理论概念出现，有人想测量人体动脉血管内的压力到底有多大，但是又不能割破血管直接测量，先进行动物试验是人类最常采用的方法。1733 年英国牧师海耶斯首开先河，在助手的帮助下他首先将马匹放倒在地（不知是否给予麻醉），将一根 270 cm 的玻璃管与插入马的颈动脉的金属管相接直接测压，结果玻璃管内血液（柱）升高达 200 cm 以上并有一定幅度的波动，说明动物的血压可有波动，后者可能与心脏规律收缩和舒张有关。这与哈维早期观察到的割破动脉血管血液喷涌而出的结果一致。

〔中南大学湘雅二医院　黄全跃〕

7　现代血压测量方法经历百年探索

从英国牧师 1733 年给马测血压的实践中，人们发现测压的玻璃管内水柱太高，这种方法永远不可能在人体推广运用。因为水的比重太小，如果换成别的比重大的液体，玻璃管的长度可以大大缩短，临床使用起来也会更方便。受到英国牧师海耶斯的启发，数十年后法国医生普赛利（1797—1869）采用装有水银的玻璃管来测量血压，由于水银的密度是水的 13.6 倍，这样大大减少了所用玻璃管的长度，即使玻璃管内的血压很大，也不至于把管中的水银柱顶得太高。

上面提及的血压测量方法是直接测量血管内的血压，是有创伤并可能危及生命的，因此不可能广泛地用于人体。1896 年意大利医生里瓦罗基（Scipione Riva-Rocci，1863—1937）在前人测量血压的试验基础上又进行了深入的分析与研究，制成了一种可以兼顾安全性和准确性的血压计。这种血压计由袖带、压力表和气球三个部分构成。但是它只能测量动脉的收缩压，而且测量出的数值也只是一个推测性的约数，准确性不佳。

1905 年，俄国外科医生尼古拉柯洛科夫（Nikolai Korotkoff，1874—1920）对前述血压计又进行了改进，

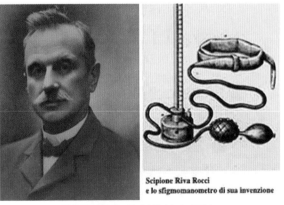

里瓦罗基和他制作的血压计

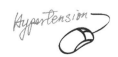

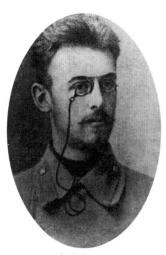

尼古拉柯洛科夫

发明了袖带加压法测血压。在测血压时，加上了听诊器。具体方法是把一个可以充气的橡皮袋绑在手臂上，然后将空气打入橡皮袋，当压力升高到一定程度就可以压扁肱动脉造成血流停止。然后慢慢放气，当压力小于心脏收缩而产生的动脉压时，血液恢复流动，此时用听诊器听到的脉搏搏动音就是收缩压，当压力继续减少到心脏舒张也不能阻碍血压流动时，此压力即为舒张压。这种脉搏搏动产生的"呼呼呼"的声音就是诊断学中赫赫有名的科氏（Korotkoff）音。这一点改进使血压测量飞跃到一个全新的水平，到目前为止这种听诊法依然是血压测量的基本方法。

从以上的介绍得知，今天看来非常简单便捷的血压测量方法是人类经历了100多年的不断研究才找到的。

〔中南大学湘雅二医院　黄全跃〕

8　听诊器是如何发明的

听诊器的发明纯属偶然，并不是为了测量血压，虽然后来用于听诊动脉搏动的声音来确定收缩压或舒张压。听诊器的出现与"听诊器之父"法国医生雷奈克有关。

1781年2月17日雷奈克出生于法国一个小公务员的家庭。6岁那年母亲死于肺结核，因家庭生活困难寄养在叔叔家。叔叔是当地有名的医生并担任一家医院的院长。自幼受叔叔和医学的影响，雷奈克最后放弃自己少年时代所爱的建筑学选择了医学，14岁就进入叔叔所在的医院学习。20岁时，他离开父亲和叔叔到巴黎更高级的医院深造。

当时的巴黎，医学生只要完成两件事就可以扬名立世。其一是成为"医学教育委员会"委员；其二是通过竞争激烈的考试，进入专门为已学

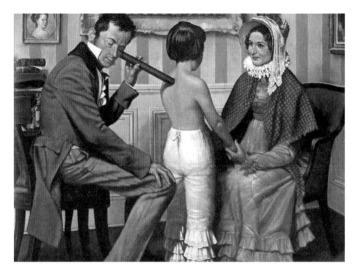

雷奈克和他发明的听诊器

完三年医学课程的特殊学生所设立的临床学校。雷奈克在指导老师科维萨特的热心指导下，顺利地获得了这两项殊荣。

那时的欧洲结核病流行，很多患者咳嗽咳痰，胸部发出异常声音，但是那里与中国古代一样男女授受不亲，男医生不能零距离地接触女患者的胸部，特别是富家小姐或阔太太。1816 年 9 月 13 日，雷奈克医生脑袋突然灵光一现，从小时候的玩具中受到启发，他用一本薄笔记本卷成圆筒贴近患者的胸部，听到了对方的心跳。这简单的动作解决了困扰他很久的诊断难题，随之他发明了听诊器。后来听诊器的材料和造型不断改进，紧贴人体胸部的胸件从木质的圆筒形到现代金属和胶片薄膜的钟形、鼓形，传导部分从木质的单管腔到橡胶单、双管的传导，贴耳部分也适合人的外耳道的形状，医生可用双耳细听患者体内发出的各种声音，比如心音、呼吸音、肠鸣音等。

〔中南大学湘雅二医院　黄全跃〕

9　罗斯福总统与高血压

富兰克林·罗斯福是第二次世界大战时期的美国总统，是美国历史上唯独一个连任四届的总统。作为富国强国的最高领导者，受当时医学科学知识的限制，罗斯福并未享受到合适的医疗保健，于 63 岁时猝死于脑出血，没有看到日本无条件投降、第二次世界大战结束的那一天。

根据史料记载，罗斯福总统的健康早就出现了值得关注的问题：1935 年测得的血压是 136/78 mmHg（正常），1937 年他的血压达 162/98 mmHg，1944 年升到 188/105 mmHg。同年罗斯福总统因为口唇发绀、呼吸困难、腹胀并下肢浮肿而住院，胸部 X 线显示心脏增大，被明确地诊断为"高血压，高血压性心脏病，心衰"，但是当时只是给予洋地黄和限制食盐摄入的处理。尽管如此，罗斯福还没有完全听从医生的话，依然常规吃喝，并带病工作。就在 1944 年 3 月诺曼底登陆前，他的血压升高为 226/118 mmHg；也就在当年谋求再次总统连任时，他的血压一直在 200/100 mmHg 左右徘徊，心电图的表现为"心脏肥大"，尿液化验尿蛋白＋＋，这些资料说明高血压已经导致了总统先生的心脏和肾脏损害。1945 年与斯大林、丘吉尔雅尔塔会议时，罗斯福的血压高达 260/150 mmHg，但是当时并无有效降压药物控制。1945 年 4 月 12 日，正当罗斯福正襟危坐、由画家描绘水彩肖像时，突然感到头痛难忍，随后人事不省地跌倒在地，医生当时为其测得的血压几乎冲破血压计的顶点，高达 300/190 mmHg，同时诊断其为脑出血。此时医生已经无能为力，罗斯福总统在昏迷数小时后终于撒手人寰，最后为世人留下一幅《未完成的罗斯福肖像》以及无尽的遗憾。

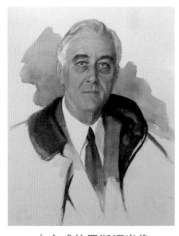

未完成的罗斯福肖像

罗斯福总统之所以在事业的顶峰阶段、年龄并不太大的时候突然去世，与当时医学知识的局限性有关。在那个年代，医学界一直将高血压作为身体的一种代偿机制，特别是当时心血管疾病的泰斗 White 先生在 1937 年还认为动脉硬化后，需要更高的血压让血液通过狭窄的血管，所以不应该干预。

现在看来，罗斯福虽然猝死于急性脑出血，但心脑肾靶器官的损害形成过程是他多年的高血压状态造成的。当时由于缺乏对高血压和相关心血管疾病的认识，罗斯福并未请心血管专家做保健医生，而是于1933年雇佣一名耳鼻咽喉科专家阿德米罗丝麦克泰尔作为私人医生，因为当时他主要有头痛和颅内静脉窦的问题。1935年至1941年，罗斯福总统血压逐渐升至188/105 mmHg。尽管如此，但他的私人保健医生麦克泰尔坚持认为总统身体健康，血压也未高于正常（对于总统这个年龄段的男性）。其实，罗斯福总统病情已经逐渐恶化。

〔中南大学湘雅二医院　黄全跃〕

10　斯大林元帅与高血压

斯大林，全名约瑟夫·维萨里奥诺维奇·斯大林，第二次世界大战的铁腕人物，与美国罗斯福总统、英国丘吉尔首相并称"二战三巨头"。当时官方称谓众多，诸如前苏联政治家，苏联共产党中央委员会总书记、苏联部长会议主席（苏联总理）、苏联大元帅，是苏联执政时间最长（1924—1953）的最高领导人，对20世纪苏联和世界有着深远影响，曾两

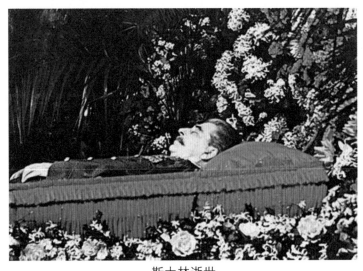

斯大林逝世

Hypertension

次被评为美国《时代》杂志的封面人物。

就是这么一个钢铁般的人物，也没能抵御住高血压的危害和摧残，于1953 年 3 月 5 日溘然去世，留下诸多的不舍和遗憾，只能去向同病相怜的老友罗斯福总统诉说。据史料报道，1953 年 3 月 1 日晚上，卫兵因为整个白天没有见到斯大林走出房间，晚上便以送邮件的名义进入斯大林的房间，结果发现斯大林瘫倒在小餐厅里，意识尚存但不能正常说话。警卫马上将斯大林扶到沙发上，并迅速联系了医生和政治局成员。医生检查发现，他语言能力丧失，右侧肢体瘫痪不能动弹，心脏和呼吸活动出现严重功能障碍。尽管当时医生已经高度怀疑他"脑出血"，但并没有 CT 和磁共振显像技术证实，随后他意识丧失，陷入深度昏迷，4 天后，即 1953 年 3 月 5 日斯大林去世，享年 74 岁。现在看来。斯大林脑出血的突然发生，与他之前已有原发性高血压应该是有密切关系的。

〔中南大学湘雅二医院　黄全跃〕

11　丘吉尔首相与高血压

温斯顿·伦纳德·斯宾塞·丘吉尔，1940—1945 年和 1951—1955 年两度出任英国首相，与罗斯福和斯大林一样是"雅尔塔会议"三巨头之一。丘吉尔被认为是 20 世纪最重要的政治领袖之一，带领英国人民赢得了第二次世界大战的胜利，是颇受英国国民喜欢的首相。1955 年因健康原因卸任离开首相官邸唐宁街 10 号的那天，受到许多英国民众的欢送！

但是高血压脑血管病并没有对丘吉尔另眼相看。在罗斯福、斯大林先后卒中（中风）猝死之后，作为三人中最年长的丘吉尔继续抽着他的雪茄烟，当着大英帝国的首相，享受着自己成功的果实。但是在他生命中的最后十年，也一直被小中风所困扰，直到 1965 年 1 月 24 日，雅尔塔会议后 20 年，91 岁高龄的丘吉尔终于也因卒中去世。此时尽管他已经卸任多年，但是鉴于他在二战期间的突出贡献，英国政府依然为丘吉尔举行了庄严的国葬。

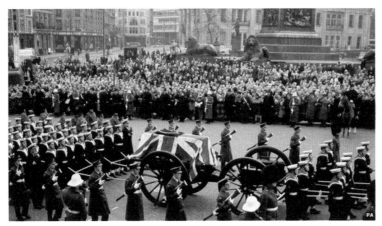

丘吉尔的葬礼

　　有人戏言，当年纳粹德国没有打垮美国、英国和苏联三巨头联盟，但是高血压这个沉默的杀手将三国的领导人一一击败，让他们以同样的形式进入另外一个世界。

〔中南大学湘雅二医院　黄全跃〕

12　高血压给美国小镇带来名气

　　美国弗来明汉（Framingham）小镇位于美国东北部马萨诸塞州，距离波士顿 50 km。其居民基本是中产阶级白人，人口相对稳定。该镇之所以在医学界有名，是由于著名的医学研究——弗来明汉（Framingham）心脏研究。

　　该研究的启动不仅与罗斯福总统的去世有一定关系，也与美国心血管疾病的流行形势严峻有关。史料记载，当时美国 1/3 的男性在 60 岁之前就已患心血管疾病，其患病率是癌症的 2 倍。因此，罗斯福去世 3 年后，他的继任者杜鲁门总统签署了国家心脏法案，成立国家心肺研究所，并拨专款展开了心脏病流行病学研究——弗来明汉心脏研究应运而生。

　　著名的弗来明汉研究是一项长期的、目前还在继续进行的心血管队列研究，当时的研究目的是通过长期随访，确定导致高血压和心血管疾病的共同作用因素和疾病特征。研究观察对象是弗来明汉小镇的居民，从

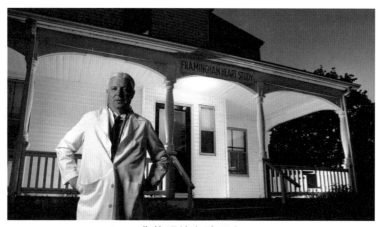

弗莱明翰心脏研究

1948 年开始，当时招募了 5209 名 29～62 岁的成年人，作为原始研究对象；其配偶及子代的心血管疾病前瞻性研究开始于 1971 年，纳入 5124 名 0～70 岁的研究对象，已经于 2014 年 4 月结题。现在正在对第三代后裔 4095 人进行随访，预计 2019 年揭晓研究结果。随着时间推移和医学科学发展，研究的内容不仅是高血压的流行病学，还有众多的心血管危险因素和并发症，涉及遗传因素、环境因素、人体生化指标及药物等对心血管、脑血管、总死亡率的影响，获得了很多重要的学术和实用成果，著名的弗来明汉心血管疾病危险评分系统就出自该项研究。

弗来明汉心脏研究证实，"高血压和高胆固醇是心脏病的危险因素""高血压是卒中的危险因素"。"高血压"不再被认为是符合生理的正常变化，而是一种疾病状态，是一种临床综合征，必须得到有效、科学的控制与长期管理。

距离 1945 年罗斯福总统死于高血压和卒中已有 70 余年的时间。数年后，罗斯福总统的私人心脏病专家写道："我经常想如果当时已有现代化的高血压治疗方案，历史将会如何发展？"弗来明汉心脏研究是罗斯福总统的继承人签署的一份法案，毫不夸张地讲，弗来明汉心脏研究为认识高血压、心衰等心血管疾病做出了重大的贡献。这个弗来明汉小镇也因为研究高血压和心脏疾病而在医学史上青史留名！

〔中南大学湘雅二医院　黄全跃〕

13　防控高血压的跨世纪之战

人们对高血压的认识经历了漫长的过程。其实早在 1808 年，英国医生和科学家托马斯·杨（Thomas Young）就意识到高血压不是一种生理状态；1836 年英国医生、肾脏病专家理查德·布赖特（Richard Bright）也进一步指出高血压是一种疾病状态，与肾脏疾病有关。但是年轻的英国医生 Frederick Akbar Mahomed（1849—1884）首次报道，即使没有肾脏病依据（如蛋白尿）患者也有高血压，后者可能是现代原发性高血压的雏形。

然而 20 世纪以前，很少人意识到血压高会有什么不好的后果，普遍认为，随着年龄增长，人体会有代偿，老年人常会出现血管硬化，血压高一点只是身体为了满足器官供血的代偿。医学界也一直将高血压作为身体的一种代偿机制，即使在 1949 年，全美著名的心血管病权威查理斯·费伯格（Charles Friedberg's）撰写经典教科书《心脏病学》，仍然将良性高血压定义为不超过 210/100 mmHg。一直到弗来明汉心脏研究后 9 年的早期结果公布才真正将高血压作为疾病对待。

1957 年弗来明汉心脏研究报道了首个主要发现，明确定义了高血压的诊断标准为≥160/95 mmHg。研究结果还报道，高血压人群与血压正常者比较，冠心病发生率升高近 3 倍；几年后，研究人员发现卒中也是高血压的主要结局之一。尽管出现了这些早期研究报道，但大多数人仍认为收缩期血压允许值上限为 100＋年龄，譬如，70 岁的老人收缩压 170 mmHg 被认为是正常血压。

1957 年，第一个降压药物即利尿药——氯噻嗪上市。60 年来，随着高血压药物的不断问世和相关的临床药物研究结果公布，高血压人群接受治疗与不治疗比较，二者的结局大不相同。因此，高血压的诊断标准不断地发生变化，1957 年制订的高血压标准是大于或等于 160/95 mmHg，1977 年修改为大于或等于 160/90 mmHg。从 1999 年开始，国际高血压

Hypertension

的诊断标准下调为大于或等于140/90 mmHg。2017年，美国的医学专家又将高血压的诊断标准再次修改，认为血压大于或等于130/80 mmHg就是高血压，但是中国专家目前没有认同。

〔中南大学湘雅二医院　黄全跃〕

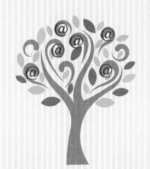

第 三 篇

高血压基础理论知识

14 什么是血压？

人体循环器官包括心脏、动脉、毛细血管和静脉，它们之间相互连接，组成基本上封闭的一个"管道系统"。正常心脏是一个强有力的肌肉器官，酷似一个日夜不停地工作的"水泵"。通过心脏有节律地收缩与舒张，使血液在循环器官内川流不息。无论心脏收缩或舒张，血液均持续地在血管内流动，对血管壁都产生一定的压力。血管内流动的血液对血管壁单位面积产生的侧压力，就是血压。由于血管分为动脉、毛细血管和静脉，所以，也就有动脉血压、毛细血管血压和静脉血压之分。

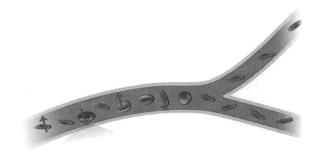

血管压力示意图

血压如同水压，是管道内的血液对血管壁的侧方压力。压力的高低与心脏的搏动、血液容量的多少和外周细小动脉的阻力有关。

通常人们所说的血压是指体循环动脉血压。当心室收缩时，大动脉里的压力升高，在收缩期的中期达到最高值，这时的动脉血压值称为收缩压，俗称"高压"。当左心室舒张时，大动脉里的压力减低，这时的动脉血压值称为舒张压，俗称"低压"。收缩压与舒张压的差值称为脉搏压，简称脉压。平时我们所说的"血压"实际上是指上臂肱动脉血压，是通过血压计对大动脉血压的间接测定得来的数值。

〔中南大学湘雅医院　余国龙〕

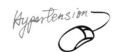

15 血压测量的正确方法

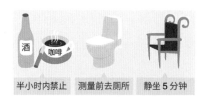

酒 咖啡

半小时内禁止　测量前去厕所　静坐 5 分钟

测量前的准备

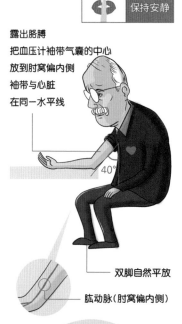

保持安静

露出胳膊
把血压计袖带气囊的中心
放到肘窝偏内侧
袖带与心脏
在同一水平线

40°

双脚自然平放

肱动脉（肘窝偏内侧）

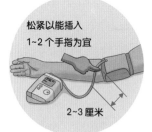

松紧以能插入
1~2 个手指为宜

2~3 厘米

测量血压的正确方法

血压测量是了解血压水平、诊断高血压和评估降压疗效的主要手段，是高血压防治的基础性工作。在临床诊疗和人群防治及科学研究工作中，通常采用 3 种方法测量血压。每种测量血压的方法，高血压的诊断标准不同。在医院诊室内测定血压，高血压的诊断标准是≥140/90 mmHg；进行动态血压测定时，高血压的诊断标准是≥130/80 mmHg；而在家庭平静状态时测定血压，其诊断的标准（24 小时平均血压）≥135/85 mmHg。

了解自己的血压，对于每个人的健康都十分关键，而掌握正确测量血压的方法，是了解自己血压的前提。

测量血压时，放松身体，位置坐正，心态平静很重要。此外，血压计的袖带位置和松紧度也要注意。

〔中南大学湘雅二医院　赵水平〕

16 血压的正常值如何确定

人们对血压正常值的确定经过了漫长曲折的过程。1945 年前，普遍认为血压升高是人类老化过程中的一个代偿机制，其目的是保证老化过程中大脑有足够的血液供给。当年叱咤风云的雅尔塔三巨头美国罗斯福总统、苏联斯大林主席和英国丘吉尔首相，在短短的 20 年内，均因为高血压相关疾病离开人世。尤其是 1945 年，美国因受罗斯福总统死亡的影响，促使美国政府决定动用大量资金，正式启动弗来明汉（Framingham）研究，目的是通过长期随访，确定血压和心血管疾病的相互关系。1957 年弗来明汉心脏研究专家报道了首个本研究的主要发现，并确定血压≥160/95 mmHg 为高血压，即成人血压正常值应<160/95 mmHg。

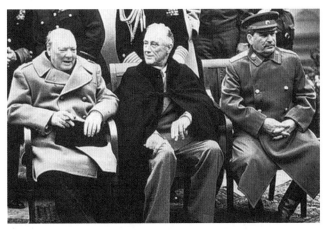

雅尔塔三巨头

医学家一直坚持不懈地努力，开展了多个大规模、多中心、长时间的随访研究，根据这些研究结果，自 1977 年至 2003 年 26 年时间内，美国高血压联合工作委员会发布了 7 部高血压诊治指南。多项随机对照临床试验不断产生新的临床证据，推动着指南的变化。正常血压的标准从早期的<160/90 mmHg，变成了目前的<140/90 mmHg。2003 年美国第 7 部高血压诊治指南还提出高血压前期概念，正常血压的标准前移至<120/80 mmHg。刚刚公布的《2017 年美国高血压管理指南》仍然坚持认为 120/80 mmHg 为正常血压。因此，正常或高血压的标准是人为确定的，是依据新的医学研究结果不断修正的。

〔中南大学湘雅医院　余国龙〕

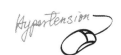

17　血压为什么会高呢

目前，血压增高的机制还不明确。大部分高血压患者找不到明确的病因，临床上称之为"原发性高血压"。原发性高血压占全部高血压的95％以上，其余不到5％的则是由于明确的疾病引起，被称为"继发性高血压"。

血压增高即高血压发生机制目前认为是以下多因素综合所致：

（1）遗传因素：大约60％的高血压患者有家族史。现已发现参与高血压发生的相关遗传基因已达100多个，均尚未明确是哪个遗传基因与血压升高直接相关，故认为高血压是多基因遗传性疾病。

（2）精神和环境因素：长期的精神紧张、激动、焦虑，受噪声刺激等因素，导致体内调节血压的肾素-血管紧张素系统、交感神经系统异常。

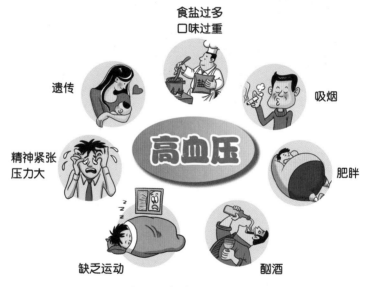

血压升高的可能机制

（3）生活习惯因素：膳食结构不合理，如过多的钠盐、低钾饮食，大量饮酒，摄入过多的饱和脂肪酸均可使血压升高。吸烟可加速动脉粥样硬化的过程，为高血压的危险因素。

（4）年龄因素：高血压发病率有随着年龄增长而增高的趋势，40岁以上者发病率显著增高。此外，肥胖、运动不足、长期服用避孕药、激素、消炎止痛药等物和睡眠呼吸暂停低通气综合征等都是造成血压升高的重要因素。

〔中南大学湘雅医院　余国龙〕

18　我为什么会得高血压

在门诊看病时，经常会有患者问医生："我为什么会得高血压？"无论是专家教授还是名医常常无法回答这个简单的问题。

对于个人为什么会有高血压这个问题，无法单独从某一个方面来明确原因，也不可能简单地判断某种因素对高血压发生的影响程度有多大。目前公认的高血压发生机制包含很多因素，从这个意义上说，高血压不应该被看作是单个病因引起的疾病。

如果父母辈有高血压，其子女得高血压的概率将会高出 3～4 倍。如果还有以下一种或多种情况存在，则患高血压机会就显著增多。例如，有长期精神紧张、激动、焦虑等不良情绪者；生活习惯不好的人，如食物过咸、饮酒过度、油脂食物过多摄入的人；人到中年，比如男性 40 岁以上或女性进入更年期或更年期以后的人；生育年龄女性长期服用避孕药者，静坐工作或以车代步运动不足者，因其他疾病需要服用皮质激素、消炎止痛药等药物的人。总之，高血压是父母所给的遗传因素与后天个人的生活环境和方式相互作用综合所致。

〔中南大学湘雅医院　余国龙〕

19　高血压是常见的慢性病吗

高血压真的是最常见的慢性病。2002 年我国在开展全国性高血压普查，发现＞18 岁成人中，患高血压的人数为 18.8％；2012 年再次全国性高血压普查，高血压患病率增至 28.2％。据此估算我国高血压患病人数

Hypertension

已达 2 亿 7000 万，平均每年新发病例 300 多万；患卒中患者已达 600 多万，每年心肌梗死发生病例约 150 万，而且还有继续上升趋势。我国高血压患者不仅人数不断上升，且高血压发病年轻化，不少 40 岁以下的年轻人纷纷加入了高血压队伍。如果以 2017 年 11 月公布的《2017 年美国高血压管理指南》高血压诊断标准（≥130/80 mmHg），我国高血压患病人数将大大提高，估算应该超过 3 亿以上。值得警惕的是高血压确确实实是常见病、多发病，需要我们认真对待。

〔中南大学湘雅医院　余国龙〕

20　高血压的诊断标准

2010 年中国高血压防治指南明确指出：

正常血压为收缩压＜120 mmHg 和舒张压＜80 mmHg；

正常高值为收缩压 120～139 mmHg 和/或舒张压 80～89 mmHg；

高血压为收缩压≥140 mmHg 和/或舒张压≥90 mmHg。

以上标准适用于 18 岁以上不同年龄不同性别的个体。

目前我国高血压的诊断标准是：在未使用降压药物的情况下，非同日 3 次测量血压，收缩压≥140 mmHg 和/或舒张压≥90 mmHg。收缩压≥140 mmHg 和舒张压＜90 mmHg 为单纯性收缩期高血压。患者既往有高血压史，目前正在使用降压药物，血压虽然低于 140/90 mmHg，也诊断为高血压。根据血压升高水平，又进一步将高血压分为 1 级、2 级和 3 级。

血压水平分类及其标准简表

分类	收缩压（mmHg）		舒张压（mmHg）
正常血压	＜120	和	＜80
正常高值	120～139	和/或	80～89
高血压	≥140	和/或	≥90
1 级高血压（轻度）	140～159	和/或	90～99
2 级高血压（中度）	160～179	和/或	100～109
3 级高血压（重度）	≥180	和/或	≥110
单纯收缩期高血压	≥140	和	＜90

当收缩压和舒张压分属于不同级别时，以较高的分级为准。比如某人的血压是 140/110 mmHg，那么他就是 3 级高血压而不是 1 级高血压患者。

2017 年 11 月公布的《2017 年美国高血压管理指南》是根据最新的循证医学依据发现≥130/80 mmHg 人群发生心脑血管事件亦明显增高，所以，将高血压的血压诊断标准前移，定为≥130/80 mmHg，这将更有助于高血压病防控。

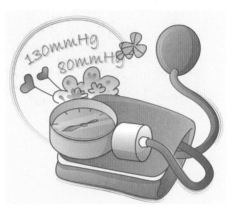

新的高血压诊断标准

目前的高血压诊断标准全世界通用，而且不断地依据临床研究结果进行修订。

〔中南大学湘雅医院　余国龙〕

21　为什么家里所测血压比医院测值低

近期各国高血压防治指南都积极推荐使用经过验证的上臂式全自动或半自动电子血压计进行家庭血压监测。很多高血压患者观察到，在家中所测的血压值一般都低于其在医院诊室所测血压值，这是为什么呢？难道是家里的血压计不准吗？我们了解到，目前市面上医疗级别的电子血压计，都需要经过医疗机构进行试验，其测量结果都是有专业保障的，那为什么还会有这样的现象呢？

血压的测量结果受诸多因素影响。其中电子血压计的操作欠规范，血压计的臂带位置、测量时的坐姿、臂带的松紧程度，都会引起测量出来血压值的变化，比如臂带位置偏低，测量时臂带位置高于心脏所在水平线，臂带绑得太紧，穿着比较厚的衣物测量等，都会引起血压变化，导致测量数值偏低，因此，在测量的时候一定要注意好这些细节。

另一个主要因素是"白大衣效应"，患者在医院面对医生的时候，情绪普遍会紧张些，血压可暂时性升高，而在家中则不会有这样的情绪紧张状况，这也是在家里与在医院血压测值可能存在差别的原因。一般在家中测量血压值可能会比医院的低5 mmHg，因此，家庭自测血压的高血压诊断标准应为≥135/85 mmHg，这就可与医院诊室血压的 140/90 mmHg相对应。

〔中南大学湘雅医院 余国龙〕

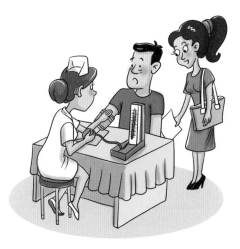

家里和医院测量血压值不一样

22 不同体位所测血压有差别

人体处在不同体位时，血压测定数值可有一定范围的变化。坐位血压低于卧位血压，一般坐位时所测收缩压较卧位时降低 10 mmHg 左右，而舒张压则小于5 mmHg 左右；立位血压低于坐位血压，立、坐位间收缩压、舒张压差异与卧、坐位的差别几乎相同。

不同体位人体的血压变化与重力代偿机制有关。人从卧位转为立位或坐位时，胸腔内的血液因重力作用因素，血液沉积在低垂部位如腹腔内与下肢静脉，使回心血量减少，心脏每次搏出的血量下降，从而使血压下降。在生理状态下，因回心血量减少，心肺容量感受器受到的扩张程度减小，导致调节血压的交感神经兴奋性增加，迷走神经活性减弱，继之外周阻力、静脉张力以及心率均有增加，以维持血压在一定的正常范围内。因此，正常人的体位改变会导致血压小范围内波动，但不会影响心、脑、肾等重要脏器的血液供应。

总之，不同体位测得的血压数值有一定差别——卧位最高，站位最低，坐位居中。临床通常记录的是坐位上肢血压。

〔中南大学湘雅医院　余国龙〕

23　上臂姿势和血压计位置与血压的关系

测量血压时，上臂肱动脉血压计的袖带位置应与心脏保持在同一平面。上臂的位置可以显著影响血压测量结果。测量血压时要使袖带处于与右心房相同水平（第四肋水平），上臂位置过高测得的数值偏低，上臂位置过低测得的数值偏高。

从测量血压的机制和影响血压的因素分析，血压计汞柱零点位置的高低，对血管内血液充盈和血流阻力影响并不会太大。有人曾做过试验，有意将血压计放置的高度较心脏水平升高或下降 1.054 m，仅仅观察到血压计汞柱有 1 mmHg 的变化。这个变化还小于我们连续测两次血压的误差。也就是说，测血压时血压计高一点或低一点对血压读值的影响很难察觉到。换句话说，测血压时血压计可以放在自己方便观察的位置，并不需要特意地放置在与心脏平面的相同高度。

〔中南大学湘雅医院　余国龙〕

24　手腕式和上臂式血压计测量的血压有不同吗

目前家庭比较常用的电子血压计有腕式血压计和臂式血压计。很多朋友认为这两种血压计测出的血压值没有什么区别。其实腕式血压计和臂式血压计测出的血压值是有区别的，其差异主要体现在以下方面：

腕式血压计是通过电子设备作用于手腕桡动脉，通过感知动脉搏动强度，而测定桡动脉血压。其血压计小巧、携带和使用方便，特别是冬天测量血压的时候，不用像臂式血压计那样需要脱去外套测量。但是需要特别说明的是，腕式电子血压计不适用于患有动脉硬化、循环功能障碍的患者，如老年人和糖尿病、高血脂、高血压等患者，这些患者使用腕式电子血压计测量的话，血压数值往往偏低，不是很准确。

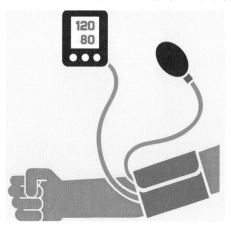

臂式血压计

臂式血压计与医院常用的水银血压计同样是测定上臂肱动脉血压，使用的时候相对来说麻烦一点，特别是冬天，需要脱去外套，把衣服袖子捋上去（注意这时不要让衣服袖子压迫手臂血管）。只要血压计的袖带位置与心脏保持在同一平面，一般测出的血压比较准确。

所以，对老年人及已经患有高血压或合并有糖尿病、高血脂、高血压等疾病患者，建议选择臂式电子血压计。

〔中南大学湘雅医院　余国龙〕

25　智能脉搏波血压计与普通电子血压计的区别

随着科技的迅猛发展，医疗领域产品朝着更精准、更方便、更易操作的方面演变、进化，但是血压测量仪器的发展却是缓慢的，百年来经历了有创血压测量法、柯氏音测量法、示波法等阶段。20世纪90年代的示波法的发明与运用对血压测量仪器的普及起到了一定的推动作用，但总体上来讲血压测量仪器的科技含量依然十分低下，时至今日已完全不能够适应心脑血管疾病的医学诊断的技术要求。

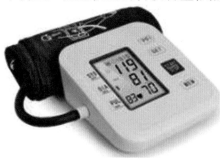

普通电子血压计

大家所熟悉的电子血压计就是采用示波法，将传感技术和微电脑技术相结合，通过感应血流压力，判别收缩压、舒张压、平均压，并在屏幕上显示测量结果。

由于电子血压计是以听诊法原理制成的，虽然实现了自动检测，但仍未彻底解决其固有缺点，即误差大、重复性差、易受噪声干扰，且需要定期校准，校准周期一般情况下是 1 年。

新型的脉搏波血压计是毕业于清华大学的吴小光博士及其研究团队于 2012 年研制成功的一种无创精密血压计，是继有创血压测量法、柯氏音测量法、示波法之后血压测量技术的又一次飞跃性突破。

脉搏波是心脏的搏动（振动）沿动脉血管和血流向外周传播而形成的，好比是水面的波纹。脉搏波随着血管中的血液循环，在不同的位置（主动脉、动脉或毛细血管）略有不同。因为脉搏波与血流存在的特殊关联性，血液压强可以通过脉搏波间接测得，不同于"听""看"相结合的柯式音血压测量法，利用脉搏波测量血压不存在主观误差，更不存在医生听力、视力不足产生的错误，准确性值得信赖。

与普通电子血压计相比，脉搏波血压计具有如下特点：

（1）先进：脉搏波血压计采用已获发明专利的第四代脉搏波血压测量技术。

（2）准确：脉搏波血压计采用脉搏波探测法替代柯氏音法（耳听为虚，眼见为实），脉搏波可以真实代表血液流动的状态。采用多点测量替代单点测量，避免了柯氏音法由于血流脉冲和声音不同步造成的假性低血压。脉搏波血压计利用收缩压和舒张压附近各点之间的内在联系和变化规律采用逼近和拟合的计算方式，计算出真正的收缩压和舒张压值，实现了不连续事件的连续测量，即可以测出心脏两跳之间的血压值，而非根据经验统计数据，避免了个体差异引起的测量误差。测量精度可以控制在 ± 2 mmHg 以内。

（3）便捷：脉搏波血压计内嵌的智能芯片可以全自动模拟血压测量过程中的每一步骤，无需人工操作，不仅操作便捷，更避免了人为干预造成的误差。

脉搏波血压计智能化程度高于普通电子血压计，不仅测量数据精准，并附加了许多数据通信功能，可以与互联网相连，便于医生管理并指导患

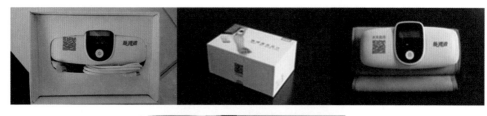

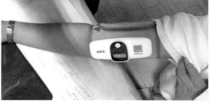

脉搏波血压计

者用药。同时结合血压管理软件系统，为高血压个体化精准诊疗提供了科学可信的数据。

〔中南大学湘雅医院　钟巧青〕

26　什么叫智能血压计

有些患者可能会问，医生，为什么我在家里测得的血压数值医生会同时知道？这似乎颠覆了我们传统的就医模式：一间诊室、一张桌子、两把椅子，医生和患者各自坐在椅子上，桌上摆着血压计，医生戴着听诊器，患者坐端正，伸出手臂让医生测量血压，你是不是对这样的场景很熟悉？

可是现在，您足不出户，就可以把您的血压检测结果传送到医生的手机终端，那么这一点是怎样实现的呢？

这就是新型智能血压计帮您来实现的。采用 Bluetooth/Wi-Fi/GPRS 与智能手机进行连接，通过手机客户端一键操作，就能简单、方便、快捷地将您的血压监测数据传送给您的医生。

云端有超大的存储空间，可以储存您每日的测量数据，可以随时调用你的测量数据，并且还可以导出你的个人健康档案，在医生的指导下，进行远程的血压管理。

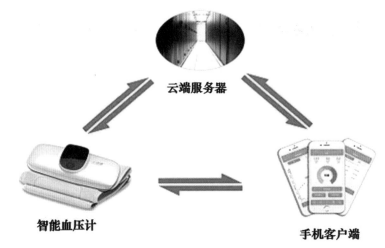

自测血压读数上传至网络的示意图

综上可知，智能血压计就是新型脉搏波血压计加上互联网新技术实现的。

〔湖南善医健康管理　陈　云〕

27　智能血压计动态测量设计方法流程

方法流程

第一步　找到善医公众号，点击"进入系统"，再点圈中所示"设备"。

第二步　进入设备界面，点击圈中所示"小闹钟"。

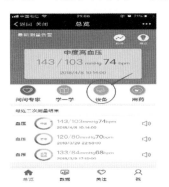

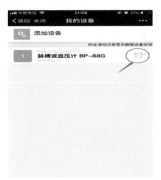

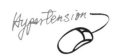

第三步　点击监测计划开关，向右滑动到显示"开"。

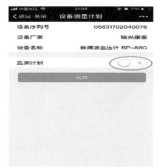

第四步　设置动态监测计划开始时间。

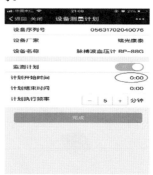

第五步　计划开始时间设置一定设置为比真实时间晚 10 分钟左右，否则设置不成功，设置完成后点击圈中所示"确定"。

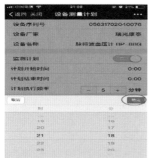

第六步　设置计划结束时间，按设置开始时间设置即可，最好开始时间和结束时间在分钟上是一致的。

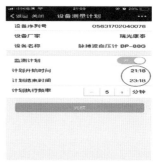

第七步　设置动态监测计划频率，点击计划执行频率栏"＋"和"－"调整测量频率，如下图为每 10 分钟测量一次血压。

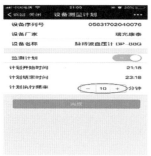

第八步　设置时间和频率完成后，点击"完成"。

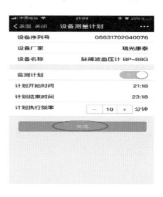

第九步 设置成功，设备界面设备栏闹钟变成蓝色。

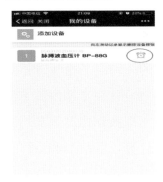

第十步 监测血压计设置是否成功，打开血压计显示 "PLR"，则动态血压监测计划设计成功，将血压计戴在需要进行动态测量的手臂上。完成血压动态测量后，将血压计从手臂上取下即可。

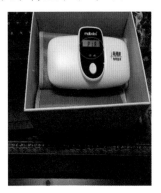

28 选用哪种血压计为好

测量血压是诊断高血压的唯一方法。保持血压处于正常范围内是人体健康的必要条件。因此，准确、可靠地测量人体的血压是高血压管理的第一步。所以，选用好血压计就特别重要。

目前临床常用的血压计包括汞柱式听诊法血压计、示波法血压计以及脉搏波血压计。听诊法血压计主要以传统水银汞柱式血压计为代表；示波法血压计则市场上绝大多数的电子血压计；新近我国自主研发并已获多国专利的脉搏波血压计正在国内广泛使用。

2005 年，美国心脏学会的声明确立了柯氏音听诊法和汞柱式血压计在无创血压测量中的金标准地位。虽然人工柯氏音听诊法血压计结果可靠，但使用要求高，操作人员反应快慢、动作协调程度等会对测量的准确性造成很大的影响，且携带不方便，因此人工柯氏音听诊法血压计尚不能在医院外广泛应用。另外，由于汞具有挥发性和毒性，汞泄漏容易造成长

Hypertension

久的污染，2013 年欧洲高血压学会和欧洲心脏病学学会提出不再用汞柱式血压计测量血压值。同年联合国框架下达成的《水俣汞防治公约》规定：2020 年全面禁止含汞血压计等产品的生产和贸易，这意味着汞柱式血压计将会逐渐退出临床应用。

示波法血压计是上世纪 90 年代发展起来的一种电子血压计。示波法的测量原理是：当袖带内压力缓慢下降，动脉血管从完全压闭到部分打开再到完全打开的过程中，袖带内压力的波动会出现波动幅度逐渐增加再逐渐降低的变化趋势，通过分析波动幅度的变化计算出收缩压和舒张压。目前使用的电子血压计有上臂式、手腕式、指式之分，但腕式和指式的电子血压计一般不推荐老人使用，尤其不适用于有循环障碍（如糖尿病、高血脂、高血压等）的患者使用。相对于汞柱式血压计，电子血压计测量方法简单，可反复测量，小巧便于携带。但目前证据显示示波法电子血压计较汞柱式血压计的血压测量值大约偏低 5～10 mmHg。由于示波法电子血压计的测量原理存在固有局限性，其有基于神经网络、各种模型、脉搏波形态、脉搏波传递时间等多种血压计算方法，但这些血压的计算方法都有各自的优缺点，对此仍需更多的研究，以期能够使示波法更为准确地测量血压。

脉搏波血压计为我国 2012 年研制成功的一种新型智能血压计，目前已获得中国、日本、韩国、俄罗斯等国家的发明专利。脉搏波测量法是一种基于柯氏音又优于柯氏音的无创血压测量方法，它采用脉搏波探测（下游脉搏波探测器相当于柯氏音的听诊器）与血压测量结合，将脉搏跳动的非连续事件转变为连续测量，从而准确测量血压，又可实时上传互联网云端，进行动态血压监测。2015 年脉搏波血压计成为中国高血压联盟"百万血压筛查工程"血压监测专用设备，可实现家庭自测血压和网络血压管理，在未来高血压相关慢性病防控工作中将会有更广泛的应用空间。从2017 年下半年开始，本人利用互联网＋善医平台已管理了 40 余位高血压患者，一直在使用脉搏波血压计，反馈信息该种血压计使用方便，测量血压重复性好。因此，脉搏波血压计将会在医院或家庭测量血压时广泛使用。

〔中国医科大学附属盛京医院　张大庆〕

29 动态血压监测关闭流程

关闭流程

第一步 点击"设备"

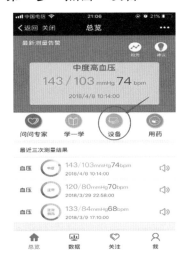

第二步 点击"闹钟"

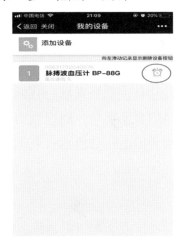

第三步 点击监测计划，向左滑动到"关"；

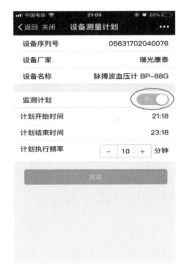

第四步 点击"完成"。

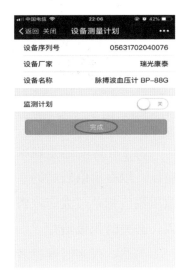

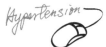

由以上操作后，血压监测计划停止。注意不可轻易解开戴在手臂上进行监测的血压计，否则会导致血压计空测，不利于血压计的养护。

〔湖南善医健康管理平台 邱 博〕

30 为什么要测量双侧上肢血压？

"医生，我在家测血压一般都量左手臂，偶尔有一次量右手臂，发现左右两只手臂的血压不一样，这是怎么回事？那应该以哪一只手臂的血压为准呢？"

科学观察发现，看似对称的人体结构其实是不完全对称的，比如双上肢的骨骼形状，肌肉脂肪数量等并不完全一致。因此，健康人两侧上臂所测得的血压数值也有可能存在一定差异，但两侧的血压测得的差值一般在 10 mmHg 之内，正常人最多不会相差 20 mmHg。

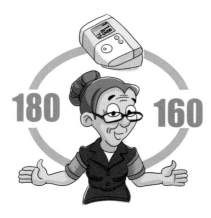

双侧上肢血压

如果两侧上臂血压数值相差过大（超过 20 mmHg），提示可能存在血管病变，原因有很多种。对于年轻人来说，可能要考虑先天性的动脉血管畸形，也可能是患有多发性大动脉炎；对于中老年人来说，最常见的原因是锁骨下动脉粥样硬化所致动脉狭窄而出现双上肢血压不一致。发现这样的情况建议您咨询心血管内科医生，需要进一步检查明确诊断。

无论在医院还是在家中，第一次测血压时都应该同时测量两侧上臂的血压，以血压值较高的一侧为准。平时自我测血压时，如果发现两侧上臂血压数值相差过大应该咨询医生，并根据医生的建议进一步检查，明确原因，必要时积极治疗。

当然，很多时候患者也会问："医生，测血压的时候是不是遵从男左女右的原则？"其实测血压并没有"男左女右"之说，第一次测血压的时候，最好双上肢的血压都要检测，以免漏诊误诊。确定哪一侧血压较高后，以后再测量血压就以该侧的数值为准，不必再测量另一侧。

〔广西武警总队医院　洪绍彩〕

31　为什么医生有时要测量下肢血压？

"平时自己都是测量上肢的血压，有一次因小腿酸胀疼痛去医院看病，医生给我测量了下肢的血压，这是为什么呢？"

通常来说，无论是常规体检还是到医院就诊，医生都只给患者测量上肢的血压并记录读数。但是，有时候医生要求患者在诊断床上平躺，露出小腿，测量患者的下肢血压。那什么情况下患者需要监测下肢血压呢？也就是说，哪些患者需要进一步检查下肢的血压呢？

当患者感到下肢疼痛、痉挛或发冷等不适时，或者当高血压常规药物规范化治疗血压依然控制不好的情况下，就有必要测量下肢血压了，并且要与上肢血压做比较，从而协助诊断。健康人下肢的血压一般比同侧上肢的血压高 20～40 mmHg，如果下肢血压与上肢血压的差值减小，或者下肢血压等于甚至低于上肢血压，往往提示主动脉或下肢动脉有严重病变。因此，下肢血压测量是高血压鉴别诊断的简便方法。

〔广西武警总队医院　洪绍彩〕

32　下肢的血压比上肢的血压低意味着什么？

小李 22 岁，研究生考试体检因血压增高（170/100 mmHg）接受 3 种降压药物联合治疗已经 1 个月，血压依然不降，他做的多种化验结果、超声检查结果都正常，肾脏及肾上腺 CT 扫描检查结果也无异常发现。面对如此年轻的患者，笔者重新追问病史，得知小李 4 年前高考体检血压偏高为 140/90 mmHg 侥幸过关。笔者重新测量他的双上肢血压，血压对称性增高为 170/104 mmHg，仔细触摸双侧足背动脉，脉搏几乎消失，再测量下肢动脉（足背动脉和胫后动脉）血压根本测不出，这是怎么一回事呢？

教科书上告诉我们，测量血压时用上臂肱动脉的血压作为上肢血压，下肢腘窝部位的腘动脉的血压作为下肢血压。但是，个人认为，我国现有的血压不便测量大小腿交界腘窝部位的血压，而且测量时患者的体位极不舒服，需要趴着，所以笔者认为足背动脉或胫（骨）后动脉的血压更好测。正常情况下，下肢的血压比同侧上肢的血压高，简单说来，下肢脚踝部收缩压与上肢肱动脉收缩压的比值必须大于 1，这个比值医学上叫踝臂指数，如果这个踝臂指数小于 0.9，说明一侧或双侧下肢动脉有明显的闭塞性病变或者是胸腹主动脉有缩窄或狭窄，老年人的常见原因多为闭塞性动脉粥样硬化，年轻人则不同，最有可能是先天性主动脉缩窄、后天性多发性大动脉炎。

上面介绍的小李，在触摸了他的双侧足背动脉以后，笔者对继发性高血压的原因"先天性主动脉缩窄"的诊断心中就有底了。当然后来的主动脉全程 CT 造影证实了诊断，患者得到了应有的手术治疗。术后的随诊显示，患者已经脱离了高血压药物，血压一直都在 135/85 mmHg 以下，顺利地继续研究生学习。

对于首次来就诊的高血压患者，医生应常规触摸足背动脉；患者也要学会这个简单的动作，避免漏诊一些继发性高血压。

〔中南大学湘雅二医院 黄全跃〕

33 为什么要检测 24 小时动态血压？

高血压病患者到医院就诊时，经常被告知还需要做 24 小时动态血压检查，许多患者觉得很奇怪，自己明明已经确定是高血压了，为什么还要做这种检查呢？多花钱做这个检查有必要吗？

无创性动态血压监测，英文简称 ABPM，能监测 24 小时中白天与夜晚各时间段血压的平均值和离散度，能较敏感、客观地反映实际的血压水平，能观察到血压变异性和昼夜变化的节律性，以评估靶器官损害及预后。可用于诊断单纯性诊室高血压即"白大衣高血压"、顽固性高血压、发作性高血压和低血压以及血压波动大的患者，能为临床研究、评价和指导高血压药物的治疗等方面提供科学依据。

白大衣高血压又称为诊室高血压，是指患者到医院测量血压时血压升高，而在家中自己测量时血压正常，这可能是由于测量者看到穿白大衣的医生、护士后不由自主地产生紧张和焦虑，引起交感神经活动增强，导致血压暂时反应性升高，而实际上血压平时处于正常水平，即假性高血压。24 小时动态血压监测是患者通过自身携带的仪器测血压，而无医务人员在场，因此可以鉴别白大衣高血压和真性高血压。

此外，人体的血压在 24 小时内都是波动的，有高峰有低谷，并非恒定不变，通常白天活动时血压较高，而晚上睡眠后血压较低，数值分布呈类似"勺形"的曲线。单次测量血压得到的是瞬时血压，不能反映血压变化的特点。而 24 小时动态血压连续测量受检者的血压，不受活动和睡眠的影响，可以更真实地反映血压波动的范围和规律，便于判断高血压的严重程度并指导用药，如血压波动大的或夜间血压增高的患者更容易发生卒中等。对于某些特殊的疾病，如嗜铬细胞瘤，该病是一种继发性的高血压，以血压阵发性的增高且血压骤升骤降为主要特点，若测量血压的时间恰好在其未增高的时间点，则可能会误以为血压正常，但是 24 小时动态血压能够测到人体 24 小时不同时间内的血压，能够反映血压变化的全貌，有助于医生正确分析和判断病情。

动态血压测量与偶测血压相比有如下优点：

（1）去除了偶测血压的偶然性，避免了情绪、运动、进食、吸烟、饮酒等因素影响血压，较为客观真实地反映血压情况。

（2）动态血压可获知更多的血压数据，能实际反映血压在全天内的变化规律。

（3）对早期无症状的轻高血压或临界高血压患者，提高了检出率并可得到及时治疗。

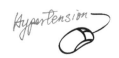

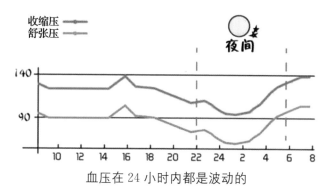

血压在 24 小时内都是波动的

（4）动态血压可指导药物治疗。在许多情况下可用来测定药物治疗效果，帮助选择药物，调整剂量与给药时间。

（5）判断高血压患者有无靶器官（易受高血压损害的器官）损害。有心肌肥厚、眼底动态血管病变或肾功能改变的高血压患者，其日夜之间的差值较小。

（6）预测一天内心脑血管疾病突然发作的时间。在凌晨血压突然升高时，最易发生心脑血管疾病。

（7）动态血压对判断预后有重要意义。与常规血压相比，24 小时血压高者其病死率及第一次心血管病发病率，均高于 24 小时血压偏低者。

因此，高血压病做动态血压测量检查很有必要，可以了解血压变化规律，发现隐匿性高血压或白大衣高血压，帮助制定治疗方案。尤其是那些可疑血压增高或者血压控制未能达标患者，该检查更是必不可少。

〔广西武警总队医院　洪绍彩，湘雅医院　钟巧青〕

34　人体血压波动的昼夜规律

在门诊时，总会有患者问，"医生，为什么我的血压有时候高，有时候正常？波动好大的"。

其实每个人的血压都是有波动的，并不是 24 小时保持同一水平，因为人体内有生物钟，许多生命活动在一天内呈现周期性变化。我们把这个特性称作昼夜节律性。在昼夜节律性的影响下，不同的人，其血压也呈现昼夜节律性变化。如果用 24 小时动态血压记录血压的波动状况就可以发现，正常健康人血压的节律呈两峰一谷，即白天血压波动在较高水平，晚8 时起血压逐渐下降，至凌晨 2～3 时降至最低谷，然后再逐渐上升，清晨起床后 6 时血压急剧上升，至 8～9 时达高峰，然后血压持续波动在较高水平，至下午 4～6 时出现第二个高峰，以后逐渐下降。血压波动的形式有多种，比如夜间血压下降值小于白天血压值的 10%，称为勺型血压，多数人都是如此，否则就叫非勺型血压。少数人夜间血压降得较多，比白天下降超过 10%，称为超勺型；还有些人夜间血压比白天血压还高，这种血压波动形式称为反勺型。后两种也属于广义的非勺型血压。

高血压病患者血压波动的曲线也类似于此，但是整体水平较高，波动幅度较大，血压得到良好控制后能恢复成正常人的血压曲线。研究显示，非勺型血压的高血压患者比勺型血压的高血压患者易发生心、脑、肾靶器官损害及心脑血管事件，也就是说非勺型高血压患者易发生左心室肥厚、冠心病、不稳定型心绞痛、急性心肌梗死、心脏性猝死及卒中。

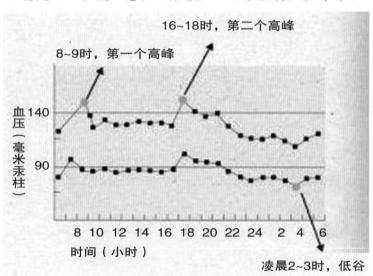

高血压患者的勺型血压曲线图

由于血压具有典型时间生物学变化规律，因此在高血压治疗上如果能够选择合适的降压药物及合理的给药时间，使降压药物作用效应与血压发

Hypertension

生的生物学变化节律相一致，并能够 24 小时全程稳定地控制血压，就可以明显控制血压的晨峰现象，从而大大降低发生高血压并发症及其心脑血管事件。

因此，针对血压"节律性"特征变化，选择合适的降压药物、合理服药的时间，就能 24 小时全程稳定地控制血压。

〔中南大学湘雅医院　钟巧青〕

35　血压随季节变动而有波动

人体的血压与季节变换有关，换句话说，血压随气温的高低而变化。相信许多高血压患者都发现了这种现象，在服用同等剂量的降压药物时，夏天的血压要比冬天低。甚至夏天控制高血压的药物可减量服用。那么我们一起来了解一下气候对血压的影响吧。

医学研究证实，气候因素是影响血压的重要因素之一。血压季节性变异早被医生观察到，发现某些高血压患者在温暖的月份血压可恢复正常。高血压患者在不同的季节条件下，所表现出来的血压也存在一定差异，许多原发性高血压患者冬季血压会增高，夏季血压降低，特别是在温度突然变冷的季节或温差过大时，血压变化就更明显。血压的季节性变异影响因素众多，其中以气温及年龄为主，究其原因是因为夏天天气炎热、气温高，人体会大量排汗导致血容量减少；同时气温升高会导致血管扩张；所以夏天的血压会降低。而冬天天气寒冷，血管收缩，所以血压就会升高。另外，多项研究发现，年龄越大其血压的季节性变异程度越大，反之亦然，而这可能与血管的硬度有关。

季节、天气等这些外界因素的变化，对血压影响的程度也与个人体质有关，有的人可能反应敏感一些，患者要根据季节和天气变化，调整生活饮食和治疗方法。例如，有一位患者，在冬天天气寒冷的时候需要服用氨氯地平及厄贝沙坦两种药物才能把血压控制在正常的范围，而到了夏天发现这两种药物同时服用血压却偏低了，还有头昏的感觉。后来在医生的指

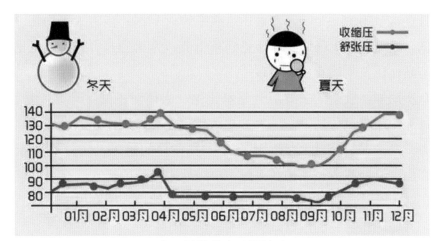

血压随季节变动而波动

导下，通过减少一种药物，患者的血压有所回升，头昏的感觉也消失了。所以在治疗上，降压药物的选择和使用要根据季节或气温做适当调整。在夏季应适时减少降压药的数量或者剂量，以防止血压过低及因此引起的脑、心等重要器官供血不足。而在冬季，应加大降压药用量或降压药物的种类，以防血压突然升高并由此引发的心脑血管事件。

〔长沙市中心医院　蒋路平〕

36　高盐摄入可使血压升高

你是否在不同的场所听说过要尽量少吃盐以减少高血压病的发生？是的，食盐与高血压病的发生有着密切的关系。

20 世纪 80 年代中期进行的国际盐与高血压的研究发现，钠盐摄入量低的人群平均血压也低，且血压随年龄增加而升高的增长幅度也小；在绝大多数钠盐摄入量高的人群，不仅平均血压高，血压随年龄增长而升高的幅度地较大，因此基本肯定了盐摄入与血压呈正性关系。日本北部平均每人每天摄取盐量高达 30 g，结果高血压、卒中发病率明显高于世界平均水平，被评为"高血压王国"。而在牙买加某岛上，每天每人的盐摄取量小于 2 g，则无高血压的发生。我国高血压呈现的北高南低之势，北方人平均每日食盐量为15～20 g，高血压患病率约达14％；南方人平均每日食盐量稍低，达到12～13 g，高血压患病率略低，为5％～7％。由此可见，食盐量与高血压发生确有密切关系。

众所周知，食盐的主要成分是氯化钠，人体对钠的生理需要量很低，成人每天约需要氯化钠3～5 g。如摄入钠过多可造成体内钠水潴留，血管内压力升高，血管阻力增大。因此，限制食盐的摄入是治疗高血压的基础。高血压早期或者轻度的高血压，单纯地限制盐的摄入就有可能使血压恢复正常。对其他高血压的患者采取限制食盐的摄入则有增加降压药物的效果，并使降压药物的用量减少。

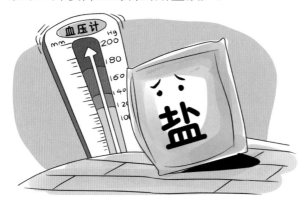

高盐摄入使血压升高

曾有一个患者，就诊的时候测血压高达180/110 mmHg，服用氨氯地平加缬沙坦两种药半个月后血压控制不佳，患者很着急，多次在门诊就诊，数次调整药物治疗方案血压控制仍然不如意，通过追问病史发现患者口味很重，几乎天天吃盐水/酸水浸泡的食物，后来采用低盐饮食并加用利尿药，患者的血压才得到很好的控制。可见清淡少盐饮食有助于控制高血压。

〔长沙市中心医院　蒋路平〕

37　情绪波动与血压不稳定

情绪的变化影响血压升高的原因有两方面：一方面是情绪激动时，心脏收缩加强，心输出量增多；另一方面，身体大部分区域的小血管收缩，外周阻力增大，由于心输出量增多和外周阻力加大，导致血压升高。此时加大降压药的剂量，效果并不理想，还是会持续一段时间。研究表明，高血压患者对情绪的变化更敏感，任何情绪的变化均可导致血压波动。因此，患有高血压的人要学会调节自己的情绪，也许古人说的"难得糊涂"也是一个不错的建议。

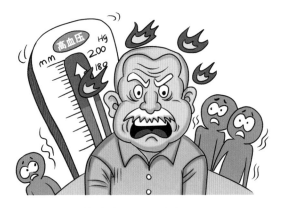

情绪波动血压升高

话说一天门诊有一个大妈来看病，进门就说："医生快帮我看看，这段时间我的血压很高，吃了药血压也控制不好。"通过询问发现，大妈家附近刚刚有一个工地开工，不分白天黑夜都在施工，使大妈白天和晚上都休息不好、心情很焦躁。这种情况下，血压确实很难平稳控制好。

〔长沙市中心医院　蒋路平〕

38　睡眠不好血压就会升高

睡眠好坏也会影响血压，是真的吗？答案是肯定的。美国健康营养调查中发现年龄在 32～59 岁，睡眠时间每晚＜5 小时的人群中，原发性高血压的患病率为 24％，而睡眠时间在 7～8 小时的人群中原发性高血压的患病率仅为 12％，说明睡眠时间较少可增加原发性高血压的发病危险，也说明失眠或睡眠不足影响血压。因此充足的睡眠对血压控制有利。

也许你会发现在你的身边睡觉时"打鼾"的人患高血压的比较多。这是什么原因呢？研究发现如果只睡很短的时间，就会提高血压和心率的平均水平，由此可能会增大心血管系统的压力，这可能与交感神经系统的异常兴奋有关。而所谓"打鼾"的人实际上是患有睡眠呼吸暂停综合征，这些人在夜间睡眠时会出现睡眠呼吸暂停现象，在睡眠时会出现呼吸浅慢或暂停、心律不齐，从而导致血液里面的氧浓度下降，二氧化碳的浓度增加，这样会导致交感神经的兴奋性增加，进而引起血压升高。

Hypertension

所以对于这类"打鼾"严重的人要尽量去除导致"打鼾"的原因，部分人也可以通过佩戴便携式呼吸机改善晚上睡眠时的缺氧状态以缓解高血压。

〔长沙市中心医院　蒋路平〕

39　高血压有遗传吗？

遗传是很多疾病发生的重要因素，高血压的发生也与遗传有着千丝万缕的关系。父母有高血压的人出现高血压的机会要比父母没有高血压的人大。通过高血压患者家系调查发现，父母均患有高血压者，其子女今后患高血压的概率高达 45%；父母一方患高血压病者，子女患高血压的概率是 28%；而双亲血压正常者其子女患高血压的概率仅为 3%。

现实生活中一家三代或一家多人均患有高血压的例子比比皆是。有一位高血压患者告诉我，他的爷爷就是因为高血压治疗断断续续，58 岁时工作期间突然昏迷倒地，据急诊医生诊断高度怀疑脑出血，尽管当年没有普及脑 CT 检查。他的爸爸和伯伯在 40 岁出头时都先后患上了高血压，他的伯伯因为没有重视，凭感觉吃降压药，也在 60 岁的时候因为明确的脑出血去世了。他的父亲坚持服用降血压的药物并监测血压，至今 83 岁身体还健康。他本人也在 3 年前体检发现高血压，一直在坚持服用降血压的药物，血压控制良好。

虽然高血压患病有遗传倾向，但遗传因素只是高血压发病的一个主要影响因素，是否患高血压还是由遗传因素与后天的环境因素综合作用造成的。因此不能听天由命，后天因素的管理尤其重要。

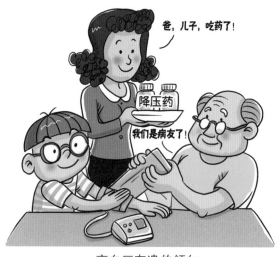

高血压有遗传倾向

〔长沙市中心医院　蒋路平〕

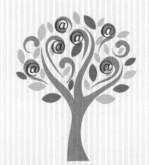

第四篇

高血压临床知识

40　肥胖会引起高血压

由于肥胖人的脂肪组织大量增加，扩充了血管床，血液循环量相对增加，在正常心率的情况下，心搏出量要增加许多，长期的负担过重，左心肥厚，血压升高。脂肪细胞还能分泌很多引起血压升高的活性物质，导致水钠潴留、交感神经兴奋，通过多种机制引起血压升高。

积极控制体重可以显著降低高血压的发病率与患病率。美国成年居民平均超重 4.5 kg，若将全部居民的平均体重减低 4.5 kg，将使 5000 万高血压患者的血压降低至正常水平，进而显著降低冠心病、卒中与肾脏疾病的发病率和致死致残率。虽然我国尚缺乏大规模的统计数据，但一些小型的抽样调查数据也显示了相似结论。

关于降低体重影响血压的机制尚未完全清楚。一般来讲，降低体重主要是通过饮食控制与增加体力运动而实现的。在控制饮食过程中，减少热量摄入与食盐摄入有助于血压降低，而增加体力运动亦可对血压产生有益影响。深入研究表明，真正与血压水平相关联的是体内脂肪容量而非体重本身。骨

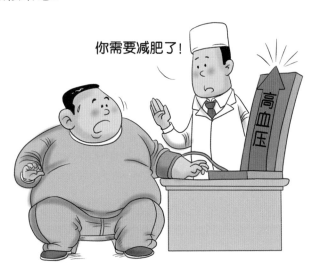

肥胖会导致高血压

矿物质含量与骨骼肌容量增加均可增加体重，但并不会导致血压升高。脂肪所占体重的比例越高，体重与血压之间的关系就越为密切。因此，为降低血压水平，最为关键的是减少体脂含量。人体脂肪分布特征也是影响血压的重要因素，与皮下脂肪容量增加相比，内脏脂肪容量增加（即向心性

肥胖）更容易导致血压升高。腰臀比是反映脂肪分布特征的简便指标，腰臀比值越高，发生高血压以及心脑血管事件的风险就越大。

肥胖的年龄越早，其对血压水平的影响就越显著。青少年肥胖是未来发生高血压的强有力的预测因素，因此控制体重应从青少年抓起，有效干预青少年肥胖对于降低其未来发生高血压的危险性至关重要。

减轻体重最安全合理并且有效的方法是控制饮食和增加体育运动并重。仅控制饮食摄入量而不增加运动量或仅增加运动但不控制热量摄入均难以有效减轻体重。更为重要的是，保持理想体重不仅有助于维持健康血压，还能够有效降低血脂异常、血糖异常以及其他心血管危险因素发生率乃至心血管事件危险水平。需要指出的是，绝大多数减肥药物对于身体健康不仅无益，反而有害，因此不推荐使用未经国家药监部门批准的减肥药。

总之，积极有效地降低体重可以带来血压的下降，一般体重每降低 5 kg，血压可降低 5～20 mmHg。

〔长沙市中心医院　蒋路平〕

41　老年人为什么易患高血压

老年人群高血压的患病率高达 50%，也就是说，每两位老人中，就有一位高血压患者。分析原因如下：

（1）一部分老年高血压是年轻或中年时期发生的高血压延续而来。

（2）老年人由于血管硬化，调节功能下降，心脏搏血时的外周血管阻力增加，产生压力负荷型的血压增高。表现的特点是老年人的血压升高常以单纯的收缩压升高。

（3）老年人的精神状态易受环境因素的影响，如离退休后工作及生活习惯的改变，体力减退引起的焦虑，丧偶、孤独或子女赡养等家庭因素或居住与环境因素等，都会引起精神的不安与不稳定，因此容易出现血压升高。

（4）睡眠不足，年龄大了以后睡眠时间减少及睡眠质量下降，会出现交感神经兴奋性增加，易导致血压升高。

（5）老年人的体力活动减少，如不注意控制饮食，更容易出现体重增加、肥胖，发生容量负荷型的血压升高。

（6）老年女性在更年期后，由于内分泌失调也易产生高血压。

〔长沙市中心医院　蒋路平〕

42　老年高血压与中青年高血压的区别

老年人常表现为收缩压升高、脉压差增大，收缩压随着年龄增大而增高，可持续增高至 80 岁，而舒张压在 60 岁以后呈现下降的趋势。这是由于年龄的增大，血管硬化的程度逐渐增加，血管的调节功能下降导致的压力负荷型血压增高。老年人由于压力感受器调节血压的敏感性下降，动脉壁的僵硬度增加，顺应性下降，造成昼夜、季节和体位变化时血压波动的幅度增大，从而表现为血压变异性较大，并且也容易出现直立性低血压。老年高血压患者的临床表现多样化，老年人血压升高可以毫无感觉，或者仅有一些轻度的头晕、头痛、乏力、心悸及记忆力减退的症状。往往因心脏增大、心功能不全、卒中或出现了肾功能不全、冠心病等并发症时才被发现血压升高。老年高血压患者常合并多种疾病，且高血压自身的表现也更加复杂，治疗更要全面兼顾。

中青年人高血压表现为以舒张压增高为主，收缩压轻度升高或正常，脉压差小。这是因为中青年大动脉弹性好，能缓解动脉壁的压力，故收缩压升高不明显，但外周阻力未减轻，所以舒张压升高明显。中青年高血压主要发生在男性，主要与男性的一些不良生活习惯有关；女性患病率低，考虑主要与雌激素有关。无临床症状者，常于体检时发现，而且以临界高血压较多见。在当今社会，由于工作压力大、劳动时间长、精神紧张等因素，中青年患者的血压变化可无明显规律。

值得注意的是，不管年龄如何，过高的血压一定要尽早控制。

〔长沙市中心医院　蒋路平〕

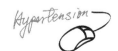

43　更年期女性易患高血压

更年期，对于女性来讲，是指卵巢功能从旺盛状态逐渐退化到完全消失的一个过渡时期，包括绝经和绝经前后的一段时间。更年期出现的高血压称为更年期高血压，是更年期综合征中的症状之一。更年期女性易患高血压的主要原因是：

（1）由于女性更年期卵巢功能衰退，体内神经内分泌激素水平变化，雌激素分泌减少导致内分泌失调，自主神经功能紊乱，随之因睡眠不好、情绪不稳、烦躁不安等而引起血压波动。

（2）体重增加，更年期女性体脂增加，出现腹型肥胖，继而导致瘦素抵抗，产生能量代谢和血流动力学的改变，引起血压升高。

（3）胰岛素抵抗，糖代谢异常；血脂升高及高同型半胱氨酸血症等。

（4）随着年龄的增长，动脉硬化程度增加，血管弹性降低，血压也就增高了。

以上主要与更年期的雌激素水平下降，雄激素水平升高有关。

女性更年期高血压的特点有：

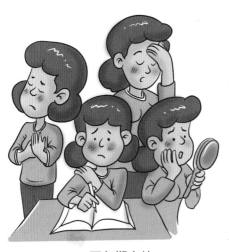

更年期女性

（1）血压波动大。更年期的女性因自主神经调节功能紊乱可导致血压波动，其波动以短暂的收缩压升高为主，舒张压正常，夜间血压正常。

（2）常表现为盐敏感型。内源性雌激素水平下降，睾酮水平相对升高，体内容量增加，同时肾性钠潴留，从而盐敏感性增加，致血压增高，左心肥厚或胰岛素抵抗。

（3）常合并代谢综合征，表现有肥胖及糖、脂代谢异常。主要是因为瘦素抵抗、胰岛素抵抗等所致。

（4）动脉顺应性损伤加快，弹性变差，更容易发生动脉粥样硬化。

只要平安度过更年期就有助于血压波动的控制。

〔长沙市中心医院　蒋路平〕

44　妊娠期高血压疾病

妊娠期高血压疾病是指妊娠女性出现的血压异常升高。欧美国家人群患病率占孕妇的 6%～10%，我国人群的发病率为孕妇的 5.6%～9.4%。妊娠期高血压疾病包括孕前高血压及妊娠期出现的高血压、子痫前期以及子痫 4 类。

（1）妊娠合并慢性高血压：是指妊娠前或孕龄 20 周前出现收缩压大于或等于 140 mmHg 和/或舒张压大于 90 mmHg，或产后 12 周后血压仍不能恢复正常。

（2）妊娠期高血压疾病：是指妊娠 20 周后首次出现的高血压。

（3）子痫前期：是指妊娠 20 周后首次出现高血压和蛋白尿，常伴有水肿与高尿酸血症。子痫前期患者出现抽搐即为子痫。

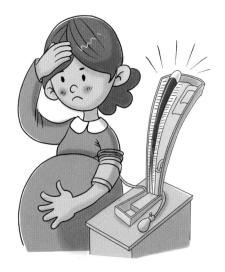

妊娠期高血压疾病

（4）慢性高血压并发子痫前期/子痫：是指妊娠前或孕龄 20 周前出现收缩压大于 140 mmHg 和/或舒张压大于 90 mmHg，并在妊娠过程中发生子痫前期或子痫。妊娠期间的高血压状态虽有多种形式，但对人体脏器的危害却是一致的，有时甚至更为凶险，必须充分警惕。

妊娠期高血压疾病病理生理机制与临床特点，特别是防治原则与普通

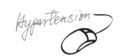

慢性高血压显著不同，其治疗的目的是预防重度子痫前期和子痫的发生，降低母儿围生期并发症和死亡率。治疗基本原则是休息、镇静、预防抽搐、有指征地降压和利尿、密切观察监测母儿的情况，实时终止妊娠。应根据病情的轻重缓急和分类进行个体化的治疗。①妊娠期高血压疾病：主要是休息、镇静、监测母胎的情况，酌情降压治疗。②子痫前期：预防抽搐，有指征地降压、利尿、镇静，密切监测母胎情况，预防和治疗严重并发症，实时终止妊娠。③子痫：控制抽搐，病情稳定后终止妊娠，预防并发症。④妊娠合并高血压：以降压治疗为主，注意预防子痫前期的发生。⑤慢性高血压并发子痫前期：要兼顾慢性高血压和子痫前期的治疗。

〔长沙市中心医院 蒋路平〕

45 高血压对胎儿有影响吗？

在正常妊娠早期，子宫蜕膜和肌层内的螺旋小动脉的管腔会增粗、卷曲、弹性减退，这样有利于增加子宫和胎盘的血液供应。而妊娠期高血压疾病患者这种血管的变化只出现在蜕膜层内部分血管，子宫肌层和蜕膜其他部分血管都发生急性动脉硬化，因而使血管腔直径减少到正常妊娠时的一半。胎盘的供血减少必然会影响胎儿的生长发育，体重减轻。在此基础上如果再出现血管内栓塞，则更易导致胎儿窒息，甚至死亡。妊娠期高血压疾病所致的胎盘功能减退可引起胎儿生长发育迟缓、死胎或死产，要注意预防和控制好血压。

〔长沙市中心医院 蒋路平〕

46 继发性高血压和原发性高血压有什么区别

高血压中约有 5% 属于继发性高血压（又称症状性高血压）。所谓继发性高血压，就是说发生高血压的原因是"有据可查"，血压增高只是它的一个主要表现。这个"有据"即发生高血压的原因，是身体内的某种疾病。那么，体内哪些疾病可引起继发性高血压呢？

（1）肾实质性疾病：包括急、慢性肾小球肾炎，妊娠中毒症，慢性肾盂肾炎（晚期影响到肾功能时）和肾结石、肾肿瘤等，这种肾性高血压是继发性高血压中最为多见的。

（2）肾动脉狭窄。

（3）内分泌疾病：如肾上腺皮质功能亢进、原发性醛固酮增多症和嗜铬细胞瘤等。

（4）血管疾病：主动脉狭窄、多发性大动脉炎等。

通常所说的高血压病，是指原发性高血压，它占整个高血压中的95％以上。高血压有"前因后果"，又是什么原因引起原发性高血压呢？对此目前还未彻底明了。一般认为，这类高血压是由于遗传与环境因素的综合作用引起的，不少学者认为大脑皮质的高级神经系统功能失调，可能是主要的发病原因。外界的和内在的各种不良刺激如精神紧张、情绪激动、神经类型、遗传因素、缺乏适当休息和运动、摄入过多的食盐、肥胖等，可以导致神经系统和内分泌的控制失调，使大脑皮质和皮质下血管舒缩中枢的调节作用发生紊乱，引起全身小动脉的痉挛，周围血管阻力持续增高等，长期下去就形成了高血压。

一般来说，继发性高血压有特定原因，少数可以根治。而原发性高血压是高血压的最主要类型，相关因素众多，需要长期治疗。

〔长沙市中心医院　蒋路平〕

47　哪些高血压可能治愈

继发性高血压是可能治愈的，即意味着他们从此不需要终生服药或只需少量服药。

（1）肾动脉狭窄导致的肾血管性高血压，通常为肾动脉主干或分支狭窄。通过在狭窄的肾动脉植入支架解除肾动脉狭窄可使血压恢复正常或者减少高血压药物的服用。

（2）原发性醛固酮增多症所致的高血压，通常的原因是肾上腺腺瘤、单侧或双侧肾上腺增生。常可通过手术切除的方法得到根治。

（3）嗜铬细胞瘤导致的高血压，通常是由位于肾上腺髓质的肿瘤所引起，通过手术的方法切除肿瘤就可能使血压正常。

（4）脑垂体肿瘤导致的高血压，也可以通过手术切除的方法使血压恢复正常。

（5）先天性主动脉缩窄的患者可表现为血压升高，通过手术切除狭窄段或行血管成形术等方法解除主动脉缩窄，从而使血压恢复正常。

（6）阻塞性睡眠呼吸暂停低通气综合征所致的血压升高，其原因常为睡眠期间咽部肌肉塌陷堵塞呼吸道，可通过外科手术或者佩戴呼吸机的方法解除或改善呼吸道的通气功能，从而使患者的血压恢复正常或降低。

（7）药物性高血压。某些药物，如避孕药可导致血压升高，通过停用药物以后可使血压恢复正常。

〔长沙市中心医院　蒋路平〕

48　高血压早期为什么常常被忽视

高血压早期的症状因人而异，可能无症状或者症状不明显，大部分患者仅在劳累或情绪激动之后才会有相应症状发作，而稍事休息后便可完全缓解，故常不引起患者的注意。且高血压早期症状不具有特异性，很容易与其他疾病的表现相混淆。比如：

（1）头痛、颈胀：头痛部位多在后脑，多呈持续性钝痛或搏动性胀痛，有时会伴有恶心及呕吐；部分患者表现为后颈部发胀，捏压按摩后似乎好转。

（2）头晕、耳鸣：不是高血压特有，与高血压水平也不成比例。但是突然下蹲或站立可加重头晕症状。

（3）失眠：患者会感到无明显诱因的睡眠质量下降，常有入睡困难、易醒、易做噩梦等失眠症状。同时，高血压患者由于自主神经活性增强而引起的心跳加快、呼吸急促同样会导致入睡困难。

（4）肢体麻木：常见手指、脚趾麻木感，或感觉手指不如之前灵活，影响做事效果。皮肤也会有如蚂蚁在爬行的感觉，即蚁行感。身体其他部位也可能出现麻木，还可能感觉异常，甚至半身不遂。

上述症状无明显特异性，部分患者会因此去神经内科就诊，误以为脑部疾病导致头痛头晕，颈椎病或腰椎病所致肢体麻木，或误以为眩晕是耳石症或梅尼埃病所致而去耳鼻喉科就诊，抑或认为失眠是由于焦虑或紧张的情绪所致，患者常常不会考虑到与高血压病有关，从而延误诊断及治疗。

〔中南大学湘雅二医院　许丹焰〕

49　高血压患者也可出现心慌气短

每当听到谁"中风"了，人们常会说"他可能有高血压吧"。显然，大家对高血压的头号受难者"大脑"已经很熟悉了，殊不知，大脑还有几个难兄难弟——心脏、肾脏。所以，高血压患者当然可以出现"心脏病"症状，如心慌、气短。

所谓心慌，是指患者自觉心脏跳动不适。正常情况下人是感觉不到自己的心脏跳动，而在应激状态下如考试、意外事件、受到惊吓等容易让人紧张的情景时，才感受到心脏"扑通扑通"地跳，当然，这些肯定是正常的。但是如果在平静休息时也觉得心慌，那就要去看医生了，可能是心律不齐，也可能与高血压状态有关。因为外周血管压力升高时，心脏泵血的阻力会增大，此时，虽然心率不快不慢，整整齐齐，但是因为心脏在克服

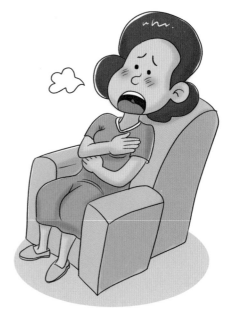

心慌气短

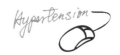

过高的阻力努力做功，所以就能感到心慌；此外，长久下去，在高压环境中工作的心脏也容易"心累"，进而可能"生病"——心脏发生病理性变化，常见的就是心脏变厚或者扩大，生病的心脏由于处于缺血、缺氧状态，心肌收缩、舒张功能下降等多种原因共同作用，会诱发心律失常，即心跳不规则，这时会觉得心慌。

气短又称气促，俗称"出气不赢"，或"接气不上"，是由于机体氧气供应不足时，代偿性的加快呼吸频率来增加氧气的输送，大多数由心脏病或者肺部疾病所引起。我们把心脏比作一个水泵，它前后各连接一个水箱（肺）、一根水管（动脉），如果水管的压力太大，就会导致水箱的水泵不出去，那么水箱就"涨水"了，相当于把"肺"泡在了水里，就会导致"出气不赢"。

因此，出现这些症状时要多测量血压。

〔中南大学湘雅二医院 许丹焰〕

50 高血压患者可有胸闷胸痛

有些高血压患者在日常生活中经常自觉有胸闷胸痛等不适，抑或是既往未被诊断为高血压的患者当出现胸闷胸痛症状时监测血压却发现血压升高。于是医生能经常听到患者的疑问：高血压与胸闷胸痛有关系吗？高血压是不是就一定会引起胸闷胸痛呢？

首先，高血压本身并不会引起胸闷胸痛等不适。但是血压控制不好的话，动脉血管压力过高就会阻碍心脏泵出血液，这样就使得心脏处于高负荷工作状态。就如同一个人长期处于高强度工作状态下容易疲累，长此以往，心脏的功能也会逐渐减退，造成心脏组织缺血。同时，高血压患者常合并了其他心血管危险因素，比如年龄、饮食、肥胖、吸烟等，在这些危险因素共同作用下，原来光滑的血管壁容易出现损伤，引起脂质、血小板等物质蓄积在血管壁渐渐形成动脉粥样硬化，从而使血管狭窄或者阻塞。一旦心脏上面的冠状动脉出现动脉粥样硬化引起的血管狭窄或阻塞，也容易出现心肌细胞供血不足的症状，如胸闷胸痛等。有的患者只知道自己血压高而既往没有做过任何检查，往往很容易忽略了自己存在的冠心病。因此，当长期血压控制不佳又出现胸闷胸痛的时候，就是提示高血压病情已经危害到了心脏，应当引起重视，要去医院行进一步的检查，明确是否有高血压心脏病或合并有冠心病，及时治疗。

另外，当高血压患者出现胸闷胸痛不适的时候，有些患者很容易误以为就是高血压引起的不适。当然引起胸闷胸痛的原因有很多，有肺部疾病或老年人消化道疾病不典型发作时均可以出现此类症状。除去本身疾病因素，其他因素诸如周围环境空气的不流通，自身情绪的改变如过于激动或低落也可以出现胸闷胸痛。因此，当高血压患者出现胸闷胸痛不适的时候，就应该到医院进行相关检查，明确其原因，一定不能掉以轻心。

〔中南大学湘雅二医院　许丹焰〕

51　高血压与心绞痛有关吗

"医生，我最近 2 个月出现了几次胸痛，与上楼或走快了有关，休息一下就好了，您说我这是怎么回事？以前我只有高血压，其他什么毛病都没有。"60 岁的李女士就诊时向医生如此诉说。

医生告诉她，这是冠心病心绞痛的症状。李女士不明白自己为何无缘无故就得了"冠心病"。其实，高血压是冠心病发生的重要危险因素。高血压与冠心病心绞痛这两个看似毫不相干的疾病，内在联系却十分紧密。研究表明，高血压患者患冠心病的可能性是血压正常者的 3～4 倍。高血压时，动脉内壁长期接受血液更大压力的冲击，内壁更易被损伤破坏，多种物质被释放并刺激动脉逐渐变硬，

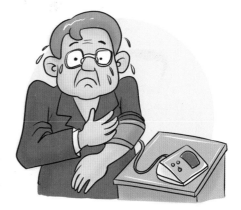

高血压与心绞痛

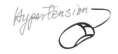

失去收缩和扩张能力，同时一些血液垃圾也趁机堆积起来阻碍动脉内血流通过；长期高血压还能使心脏的左心室负荷增加，刺激左心室变厚变大存储更多血液，血管内心肌供血储备相应下降。当心肌活动所需的血液增多时，供应心肌的动脉部分闭塞或无法扩张，血管内血流量相对不足就会使得心肌发生急剧短暂的缺血缺氧，从而产生心绞痛症状。加之高血压患者血压本身就不稳定，不规律的服药停药行为会使血压波动更大，心肌的血液灌注量不稳定，也容易诱发心绞痛。

〔中南大学湘雅二医院　许丹焰〕

52　高血压与心肌梗死有关吗？

"医生，我妈 70 岁，有高血压 20 年了，血压一直控制不好。3 天前她老说气促，胸部不舒服，现正在医院住院治疗。医生说她得了心肌梗死。今天我特来咨询，为什么平时好好的，怎么这几天的胸闷胸痛一下子就会心肌梗死了呢？高血压能引起心肌梗死吗？这两者之间有关系吗？"门诊工作期间经常能碰到这种替人咨询的情况。

患有高血压的人，是不是比血压正常者更容易患心肌梗死呢？答案是肯定的。美国小镇弗来明汉心脏研究资料显示，患有高血压的患者，心肌梗死发生的可能性较血压正常的人高出数倍。部分高血压患者突发急性心肌梗死时，可以没有明显的胸痛和出冷汗等症状，因此被称为"无症状性心肌梗死"。

富含氧气的动脉血流通过冠状动脉到达心脏每一个心肌细胞，就像自来水通过管道到达千家万户一样。而处于长期高压状态的动脉血管内壁，就像一个不断经

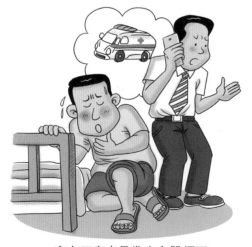

高血压患者易发生心肌梗死

受着高压冲击的自来水管内壁，更容易出现内壁损伤和老化。如果血管内壁受损，血液里的一些血小板、脂质等成分就容易黏附、沉积到血管壁内，从而形成动脉粥样硬化斑块。当血管壁内积累的垃圾越来越多，造成血管管腔越来越狭窄，通过的血流会越来越细小，直至血管完全闭塞引起心肌组织的缺血。没有血流供应氧气和营养物质，相应区域的心肌组织就会死亡，这就是人们常说的心肌梗死。因此，防治高血压对减少冠心病的发生很有益处。

〔中南大学湘雅二医院　许丹焰〕

53　得了高血压心脏也会"肿大"

高血压本身并不可怕，真正可怕的是高血压长期得不到控制，会引起心、脑、肾、眼和大血管严重损害。其中，心脏的损害除了引起冠心病外还可导致心脏肿大。医生常将心脏肿大称为左心室肥厚，它对身体危害极大，需要大家引起重视。同时患有高血压和左心室肥厚的危害有：①导致心脏自身供血不足；②阻碍心脏正常地跳动，心脏容易疲劳，继而出现心力衰竭；③猝死。高血压患者年龄越大，左心室肥厚的发生率越高。

为什么高血压患者容易左心室肥厚？因为高血压患者心脏收缩时，通过主动脉把血液输送到周围的血管，承受的压力比正常血压时来得大。如果不帮助心脏"减负"，心脏只能不断让自己"强壮"起来，好让自己在输血时不那么"吃力"。

这就好比举重运动员的手臂比一般人粗壮一样，长期进行"举重锻炼"的心脏也会变大变厚，尤其是左心室的体积和厚度，医学上我们把这种病理改变称为"左心室肥厚"。然而，不是所有的"强壮"都是好事，左心室肥厚就是一种畸形病态的"强壮"。

怎样才能知道左心室是否肥厚，推荐心电图检查。这个检查简单快捷，通过心脏跳动的曲线可以判断是否存在左心室肥厚。可如果心脏的变化不明显，心电图的检查结果可能并不能很准确地反映出实际状况。这时

Hypertension

候，建议患者选择心脏 B 超检查。它可以在早期就发现心脏受损的变化，测量心脏的大小和左心室的厚度，还可以通过测定心脏的跳动来评估心脏是否正常，对有效地控制和治疗高血压有着重要意义。所以高血压患者在每年的健康体检中，除了关心血压之外，可别忘了给自己多加一项心脏 B 超检查，留意左心室的变化情况。一般一年一次就行，如果病情严重要根据医生建议增加复查频次。

别怕，对付这病有办法，只要在医生的指导下坚持用药，就能让"肿大"的心脏缩小。在药物选择方面，一些抗高血压药，如氯沙坦这类血管紧张素受体拮抗药（ARB）、血管紧张素转换酶抑制药（ACEI）、β 受体阻滞药，都能在一定程度上改变心脏变化，有助于减缓左心室肥厚的发展。很多患者一发现血压高就开始吃药，一旦认为自己血压控制住了就停止服药。这是错误的！因为随意停药血压很可能出现反弹，有些药物还会出现严重的停药反应。所以就算血压已经保持稳定很长时间，也不要随便停药。可以先问问医生，在医生的指导下用药，同时严格监测血压，把血压控制在理想范围内，让心脏不再太劳累。

〔中南大学湘雅二医院　赵水平〕

54　高血压患者常有腔隙性脑梗死

腔隙性脑梗死简称腔梗，俗称小中风，是指脑血管孔径小于 1.5～2.0 cm 的脑血管阻塞，引起很小的脑组织坏死区域。如果这个坏死区域的位置在大脑的相对静区，那么患者本身是不会有任何明显症状的，临床医生称之为无症状性脑梗死或者静息性脑梗死；如果位于大脑的功能区，那么患者就会出现一些临床症状，如偏瘫、感觉缺失等。腔隙性脑梗死约占全部脑梗死的 20%～30%。那么，为什么高血压患者会得腔隙性脑梗死呢？我们知道，高血压患者大多数都有小动脉的硬化，身上其他部位有小动脉，大脑当然也不例外。当高血压硬化的小动脉正好位于大脑的小动脉，如豆纹动脉、基底动脉旁中央支等，这些动脉一般是终末动脉，与其他动脉的联系又差，一旦硬化引起管腔狭窄，甚至继发血栓形成，没有其他动脉可以补偿它们的功能，很容易引起大脑的血供不足。大脑的血供不足，营养就不够，脑梗死就随之而来了。但小动脉一般只提供大脑小片区域的营养，所以脑梗死的范围也很小，即腔隙性脑梗死，是高血压常见的脑损伤情况，虽然梗死范围微小，临床上却因梗塞部位不同症状也不同，如大脑中动脉主干梗塞可出现对侧偏瘫，而大脑后动脉皮质支闭塞可有对侧同向偏盲等。

〔中南大学湘雅二医院　许丹焰〕

55　高血压容易引起脑出血

高血压性脑出血是指由于高血压病伴发的脑小动脉病变在血压骤升时破裂所致的原发于脑实质内的、非外伤性出血。脑出血来势汹汹，大多数患者要么短期内昏迷死亡，要么留下终生残疾，只有极少数人能"全身完好"，幸存下来的人未来再次中风的可能性依然很大，特别是那些不遵从医嘱的高血压患者。

那么高血压患者为什么容易脑出血呢？一方面是因为高血压是动脉粥样硬化的原因之一，同时可以加速动脉粥样硬化的过程。所谓动脉粥样硬化，就是动脉内膜有脂类物质的沉积和纤维组织的增生而形成硬化斑块，当硬化斑块的中心因营养不良而发生坏死、软化后，外观就会呈现出"糜粥状"，而这些"糜粥状"的物质易钙化

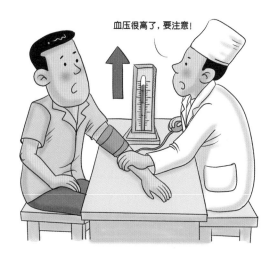

血压很高了，要注意！

预防脑出血，降压最关键

而逐渐使动脉壁变硬、变脆而失去其弹性和收缩力；另一方面，长期患有

Hypertension

高血压的患者，血管张力增加，血管内膜过度伸张，容易引起血管内膜损伤并同时失去弹性，甚至在脑小动脉中形成微动脉瘤。动脉壁变硬变脆后，若高血压患者出现剧烈运动、情绪激动或用力大便等情况，能使血压突然升高，血管就容易破裂而导致脑出血。

那么高血压性脑出血究竟有什么样的症状呢？高血压性脑出血的症状可根据出血的部位而有所不同。但一般都有剧烈的头痛或头晕，有时伴有呕吐，大多伴有不同程度的意识障碍，可出现不同程度的偏瘫或者失语甚至大小便失禁，严重时甚至导致死亡。高血压性脑出血发作时所测血压会明显高于平时血压，当突然出现剧烈头痛时，应立即至医院就诊。

〔中南大学湘雅二医院　许丹焰〕

56　缺血性脑梗死与高血压关系密切

缺血性脑梗死，顾名思义，就是因为脑动脉血管堵塞后，脑组织缺血、缺氧而坏死。高血压患者的血压长期过高，就像水压过高，冲击自来水管内壁，会使水管更容易损伤、生锈一样，动脉内壁就会受损，血液里的脂质、白细胞、血小板等成分就更容易黏附、沉积到血管壁内，引起所谓的动脉粥样硬化。当血管壁内的垃圾越黏越多，血管的管腔就慢慢地越变越小，直到最后完全闭塞就引起了组织的缺血。没有了血液运输来的氧气和营养物质，相应区域的脑组织就会死亡，也就导致了缺血性脑梗死。而且闭塞的血管的直径与相应缺血缺氧的区域成正比，自然是堵掉的血管级别越高，管径越粗，缺血性脑梗死的区域就会更大。高血压是引起动脉硬化乃至闭塞的一个重要因素，有研究表明，降压治疗可以使中国老年高血压患者的脑梗死死亡率降低 58％，所以必须积极控制血压来减少缺血性脑梗死的发生和发展。

〔中南大学湘雅二医院　许丹焰〕

57　高血压与尿蛋白

尿蛋白是临床上尿常规检查，是判断肾脏功能的重要指标之一。

肾脏是人体最重要的排泄器官之一，由于肾脏受损，肾小球的滤过膜孔径增大或断裂，使蛋白从中漏出。尿蛋白升高的原因很多，如感冒、劳累、剧烈运动、长时间直立等，除去以上这些"功能性蛋白尿"及"体位性蛋白尿"因素，则需考虑是否有"病理学蛋白尿"。当然，蛋白尿最常见的原因是慢性肾炎和肾病综合征。若患高血压以后才出现蛋白尿，则需初步考虑长期的高血压导致肾脏损害，也就是高血压肾病。

高血压患者为什么会出现蛋白尿？因为长期、持续的高血压状态可以使得肾脏微循环发生结构和功能的改变，肾脏血流自身调节功能紊乱，经过一系列复杂的变化导致尿中蛋白尿水平增加，这就是高血压肾病的表现。蛋白尿的出现，尤其是反复性的尿蛋白偏高，意味着肾功能损害严重，离需要血液透析的日子不远了，同时也提示全身的动脉血管内皮受损和动脉硬化。因此，高血压患者应该每年检查一次尿液，以尽早发现肾脏受损情况，及时治疗。

〔中南大学湘雅二医院　许丹焰〕

58　高血压患者夜晚小便次数增多说明什么？

王先生今年 60 岁，有高血压病史 10 年，平时降压药物服用不规律，血压常在 150/90 mmHg 以上。近两年来每晚都需要起床小便 4～5 次。这是为什么呢？

正常人夜间排尿一般为 0～2 次，尿量为 300～400 mL，约为 24 小时总量的 1/4～1/3。随着年龄增长，白天尿量与夜尿量的比值逐渐减少，至 60 岁时比值为 1：1。若夜间排尿次数和尿量明显增多，尿量也超过全天总尿量的一半，则称为"夜尿增多"。高血压与肾病如同一对难兄难弟，

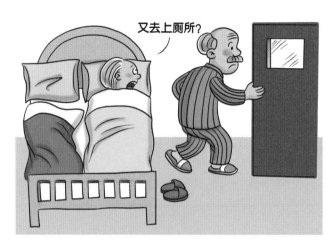

夜尿次数多

常常同时并存，互相影响。肾脏是由许多微小血管组成的脏器，是人体毒素排出的"净化器"。高血压患者，由于长期的高血压造成血管内皮改变，影响肾脏净化的作用。长期高血压导致肾动脉硬化，血流量减少，血液供应不足，使得肾脏稀释浓缩功能逐渐减退，尿量增多，尤以夜间尿量增多最为突出。在日常生活中，高血压患者要仔细观察自己的身体变化。当出现夜尿增多、尿液较清的现象时，说明肾小管的浓缩功能已经下降，这是肾脏发出的警告信号，因此平稳长期控制好血压就显得很重要了。

〔中南大学湘雅二医院　许丹焰〕

59　高血压引起终末期肾病可能需要血液透析

陈先生，65岁，高血压病史20多年了，因为下肢水肿和排尿减少来心血管内科门诊看病，他告诉医生"脚肿得厉害，手一按一个坑；最近半个月以来，小便量也越来越少，近几天每天的尿量不足一小茶杯，这是为什么呢？"

正常人每日的尿量1000～2000 mL不等，与饮水量和出汗多少有关。一般来说，高血压患者若长期未良好控制血压，持续5～10年后即可能出现高血压肾硬化症，又称高血压肾病，可表现为少尿或无尿。高血压肾病可分为良性小动脉性肾硬化症和恶性小动脉性肾硬化症两种。

良性小动脉性肾硬化症是由于高血压（≥140/90 mmHg）长期作用于肾脏所致。最先可出现良性小动脉肾硬化症的病理改变，而后出现临床症状，首先可见肾小管浓缩功能障碍表现（夜尿多、低比重及低渗透压尿），当累及肾小球后，尿常规检查可出现轻度异常（轻度蛋白尿，少量红细胞及管型），肾小球功能逐渐受损可出现肌酐清除率下降，血清肌酐增高，并逐渐进展为终末期肾病（原称尿毒症），可引起少尿或无尿症状。

恶性小动脉性肾硬化症是指在原发性高血压基础上发展为恶性高血压（舒张压＞130 mmHg）后引起的肾脏损害。可出现血尿、蛋白尿，甚至少尿无尿，短期内甚至可发展至尿毒症。并常伴随其他严重症状发生，如头痛、嗜睡、抽搐、昏迷、视物模糊、视力下降甚至失明，以及心脏扩大、心力衰竭等。

由此可见，高血压不仅仅只是血压计上的高高的数字，其实它每时每刻都在损害全身的小血管及其相对应的内脏。所以，积极控制好血压的重要性不言而喻。但已发生恶性小动脉性肾硬化症或已出现肾衰竭现象时，应及时进行透析治疗（包括腹膜透析和血液透析），也是

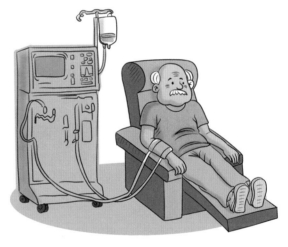

透析疗法

终末期肾病患者唯一的有效治疗方法。

上面介绍的陈先生，医生为其抽血检查和化验尿液，结果发现他的尿液蛋白质强阳性，血液中的肌酐高达 1000 μmol/L，已达到必须血液透析的程度了。

〔长沙市中心医院　邓　平〕

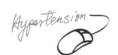

60　高血压患者会有小腿肌肉疼痛

"医生，我得高血压好多年了，每天早上都按时服用降压药，血压控制的还不错，可是最近不知怎么回事，走上坡路时小腿肌肉酸痛，我是缺钙吗?"专科医生告诉他，这不是缺钙，而是小腿肌肉"缺血"。

医学界已经知道，高血压是动脉粥样硬化的主要危险因素之一。高血压患者出现小腿肌肉不适，特别是运动中比如上楼、上坡或快步走时出现小腿肌肉酸胀、疼痛，提示下肢动脉粥样硬化严重，动脉部分或者完全闭塞，致使小腿的肌肉供血不足。早期，患者休息片刻可以缓解疼痛，但继续行走一段距离肌肉疼痛又出现，这样患者走走停停，在医学上称为"间歇性跛行"，同时还可能伴有下肢苍白、发凉、皮温降低、足背动脉搏动减弱或消失等现象。这种小腿肌肉疼痛早期是在下肢运动中出现，随着病情的发展，即使休息时也痛，导致患者无法行走。

〔长沙市中心医院　邓　平，中南大学湘雅二医院　黄全跃〕

61　血压高与血糖高常相伴随

黄先生 40 岁刚出头，近 10 年来一年一次的体检从来不间断。去年发现血压 155/100 mmHg，今年除了血压高还发现空腹血糖和餐后血糖都已经达到糖尿病诊断标准，他很是不理解，为什么自己会同时得两种病。

医生告诉他，糖尿病与高血压均为常见的疾病，它们是"难兄难弟"，也可以说它们是"狼狈为奸"，他们有着部分共同的发病机制，加倍地损害人体血管，造成许多组织和许多器官病变。

换句话来说，这两种疾病之间并不是独立的个体，它们彼此之间是互相联系的，高血压与糖尿病常常合并存在，二者互相影响。糖尿病患者群中患高血压的比例约为非糖尿病患者群的 2 倍，并随年龄增长、体重增加及病程延长而上升，且女性高于男性;高血压人群的糖尿病患病率也一般高于非高血压人群，血压高会导致胰岛毛细血管硬化，影响胰岛素分泌，最终出现血糖异常；高血糖患者也会因血黏度的增大而导致高血压，合并微血管病变或自主神经紊乱会引起血压波动；而高血压患者会因血液循环太差而导致胰岛分泌胰岛素的功能下降，最终会引起血糖异常。

此外，研究发现，高血压和糖尿病之间存在"胰岛素抵抗/高胰岛素血症"这一共同土壤机制，有胰岛素抵抗的人群常常具有相同或相似的致病因素影响，如肥胖、酗酒、缺乏运动等，病程越长，这些因素就会影响越大，所以，我们通过科学预防和规范治疗高血压，可望在一定程度上降低糖尿病的发生，反之亦然。

〔长沙市中心医院　邓　平〕

62　高血压多合并高血脂

随着人们的生活水平不断提高，加上以车代步的出行方式日渐普遍，主动运动量逐渐减少，因而越来越多的高血压及高血脂患者随之出现，那么高血压与高血脂到底有关吗？

答案是肯定的。高血压和高血脂都是动脉粥样硬化的主要危险因素，且二者之间具有密切联系。高血压是高血脂的易患人群，当人体脂质代谢升高时，其患高血压的概率也随之升高。高血压合并高脂血症的患者，心血管疾病的发病率和病死率也会明显升高。高血压与高血脂都会引发肥胖，且那些喜欢摄入高脂肪、高糖、高盐饮食、喜欢喝酒、精神紧张、心理压力过大、生活作息不规律、有高血压或高血脂家族史的人，出现血脂高和高血压的概率非常大。研究显示，高血压与高血脂两者之间呈因果关系，在高血压患者中，其代谢异常主要表现为脂性代谢紊乱，且血脂水平与血压分级之间密切相关，两者共同存在会对个体健康造成更大危害。

因此在高血压病的治疗中，为了保障患者血脂达到满意效果，一方面需要采用个体化的降压治疗措施，采取积极有效的药物治疗，另一方面还要对危险因素进行综合控制，比如日常生活中我们需要加强饮食管理，在

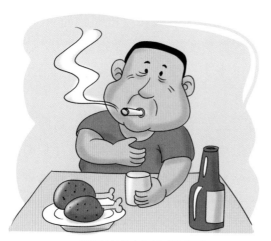

错误的高血压生活方式

饮食方面必须要严格控制热量的摄入，保持低糖、低盐、低脂肪食物摄入，多吃鱼类、蔬菜类、水果和豆制品，并要适当增加体育锻炼，戒烟限酒。此外，我们还要加强生活管理，养成良好的生活习惯，比如安排规律的作息时间，保持积极乐观的精神状态。

〔长沙市中心医院 邓 平〕

63 动脉硬化和动脉粥样硬化有何不同

很多人都容易把动脉硬化与动脉粥样硬化混淆，然而两者是有差别的。正常动脉血管壁一般分3层：内膜、中层和外膜。内膜是一层光滑的扁平上皮细胞，极为纤薄而光滑，可保证血液在动脉中的流动畅通无阻；中层由平滑肌组成，有收缩和舒张功能；外膜比较疏松，是一层保护组织。正常的动脉管壁相当柔软且富有弹性，能随心脏跳动而有节律地舒张和收缩。动脉硬化是任何原因引起的动脉壁增厚、变硬而缺乏弹性的病理变化的总称，主要与高血压和年龄老化有关，临床上经常看到老年人胸部X线照片报告"主动脉结凸出""升主动脉瘤样扩张""降主动脉迂曲"或主动脉"蛋壳样"钙化等结果，这些均属于动脉硬化的表现。

而动脉粥样硬化则是动脉硬化的一种特殊类型，指动脉壁内膜有类似于小米粥一样的斑块形成，它是由于动脉壁内膜损伤及内膜下许多胆固醇结晶沉积，炎症细胞及泡沫细胞堆积而形成的，斑块可以越来越大，造成血管腔内局限性狭窄，直到完全堵塞整个血管腔。如冠状动脉粥样硬化时，可造成心肌供血不足而引起心绞痛乃至心肌梗死；脑动脉粥样硬化可引起脑供血不足、眩晕、头痛，后期脑萎缩时，可有精神变态、痴呆等；

脑动脉内血栓形成或因动脉粥样硬化引起的小动脉瘤破裂出血引起卒中，会造成意识丧失、偏瘫、失语等严重后果；肾动脉粥样硬化可引起顽固性高血压；肠动脉粥样硬化可引起消化不良、便秘、腹泻；下肢动脉粥样硬化可引起间歇跛行，严重时发生肢端缺血坏死。

〔长沙市中心医院　邓　平〕

64　主动脉瘤不是肿瘤

主动脉是直接连接心脏的大动脉，按照部位分为升主动脉、主动脉弓、降主动脉和腹主动脉，当然主动脉弓上有 3 个重要的分支到达头部、颈部和左上肢。主动脉瘤与我们平时所说的"肿瘤"是不一样的。由于各种原因造成的主动脉局部或多处向外扩张或膨出呈"瘤样"改变，则称为主动脉瘤。动脉管径的扩张或膨出大于正常动脉管径 50％以上称为动脉瘤。

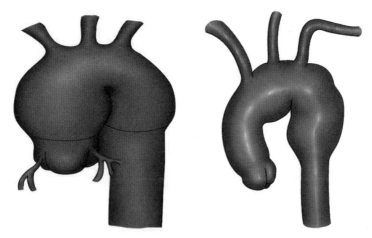

动脉瘤

动脉瘤按病理主要分 3 类：真性动脉瘤、假性动脉瘤和夹层动脉瘤。真性动脉瘤就是动脉壁在高速高压的血流作用下不断地膨胀，有一段膨胀成球状，从而形成动脉瘤，最常见的部位是腹主动脉。而假性动脉瘤多在创伤后发生，比如刀伤，也可以是感染性引起，动脉壁局部破裂，在动脉周围形成血肿，血肿和动脉相通，在影像中所见膨出来的阴影不是动脉壁，而是血肿，即假性动脉瘤，最常见于外周动脉。夹层动脉瘤从动脉的结构来说，动脉壁分为 3 层：内膜、中膜和外膜，由于人体自身的高血压，高速高压的血流，将自身动脉的内膜和中膜撕破，血流往下冲时，动脉外膜就扩张膨胀成动脉瘤样改变，此时动脉管腔从一个变为 2 个或者 3 个，这就是夹层动脉瘤，最常好发于胸主动脉。

〔长沙市中心医院 邓 平〕

65 主动脉夹层是怎么回事

作为人体最粗大的一根血液运输通道，主动脉的管壁实际上是一种类似"三合板"的多层结构，分为 3 层，分别是提供平滑内衬的内膜，具有相当强度、韧性和弹力的中膜，以及分布有血管、淋巴管和神经的外膜。当主动脉内膜出现不完全破裂，高速、高压的血流穿过内膜冲击进入中膜，足以把具有一定厚度的中膜撕裂开，在中膜层内冲击出另一个可容纳血流的腔隙。这种在原有主动脉管腔之外形成了异常管腔结构（医学上称为假腔）的情况，就称为主动脉夹层。主动脉内壁的假通道与真正的血管腔平行并且压迫真通道，从而影响正常血管供应血液，假通道即夹层还随

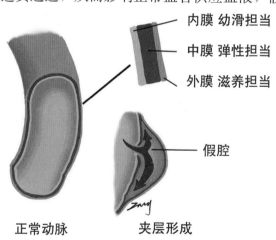

内膜 幼滑担当
中膜 弹性担当
外膜 滋养担当

假腔

正常动脉　　夹层形成

正常主动脉与主动脉夹层示意图

时可以破裂大出血，威胁生命。临床病情凶险，是心血管的危急重症。

　　主动脉内血流冲击的力量和主动脉壁本身的健康状况是主动脉夹层形成的外因和内因。高血压是主动脉夹层最主要的致病外因，70%～90%的主动脉夹层患者合并不同程度的高血压。主动脉自心脏发出后，先向上到达上胸部（升主动脉段），然后向左向下弯折贴着脊柱前缘一路向下走去（降主动脉段），沿途发出给各个脏器供应血液的分支，最后到达下腹部兵分两路走向双腿，像一枚巨大的问号形状。血流在主动脉沿途任何处破入动脉壁后，都可以沿着主动脉壁朝向心脏或背离心脏一路撕裂下去。主动脉夹层是能迅速导致患者死亡的危急重症，急骤胸背部剧烈疼痛是最常见的临床症状，患者常形容为刀割样、撕裂样的疼痛。主动脉夹层急性发病时的表现可千变万化。当自己或家人发生急性胸背痛，即刻呼叫救护车前往附近医院急诊就诊，接受基本检查、评估和支持治疗。有时需要接受紧急手术治疗。

〔长沙市中心医院　邓　平〕

66　高血压患者为什么突然失明

　　李女士，48岁，大学教师，有一次在给学生讲课时突然觉得右眼靠外侧的物体看不见，课后立即来看眼科，医生告诉她，她的眼球里面出血了，导致她这种部分失明（偏盲）的情况，医学上称为"视野缺失"。眼科推荐看心脏内科，结果才发现有她还不知道的"高血压"。

　　高血压可以导致眼底动脉硬化、眼底出血。高血压视网膜病变就是发生在视网膜血管的一种极易致盲的眼底病，视网膜依靠中央动脉供血，一旦动脉阻塞，会导致视网膜缺血缺氧，甚至失明。视网膜动脉阻塞多发生在中老年人，尤其是高血压、糖尿病、高血脂等患者。发病突然，无痛感，也无红、肿、热、痛等炎性表现，病眼外观如常。一般在发病前有先兆症状，如突然出现一过性黑矇，数分钟后视力恢复正常，有时患者不太理会，至视力严重下降时才去医院就诊，也有少数患者无任何先兆症状，

Hypertension

突然发生一只眼睛失明。

由于高血压是一种慢性、隐匿性的疾病状态，它的早期症状没有特异性，容易被忽视，但它对全身所有的大、中、小和微小的动脉都有损害，像上面提到的李老师的眼底动脉出血就是微小动脉硬化破裂的结果。所以通过看眼底可了解高血压对全身血管的损害情况，而定期测量血压、控制好血压是预防眼底出血的关键。

〔长沙市中心医院　邓　平，中南大学湘雅二医院　黄全跃〕

67　高血压患者鼻出血常易复发

刘先生，60岁，突发鼻出血不止来急诊室就诊，但是，经过耳鼻喉科医生检查，并没有发现鼻腔局部疾病，立即给予了止血处理随后建议患者看心血管门诊。其实刘先生过去有过多次出血的情况，只是没有这次凶险。医生问诊得知原来刘先生有多年的高血压病史，每次血压一升上来，就出现鼻出血。高血压患者常易发生鼻出血是怎么回事？

高血压性鼻出血是高血压患者的常见表现，好发于中老年人群，中老年人鼻腔内血管硬化，血管壁弹性降低，脆性增加，当未能积极控制好血压时，血压升高引起鼻腔的血管破裂而发生鼻出血。患者发病前后血压较高，没有其他鼻部疾病和全身疾病史，部分患者在发病前可有劳累、受凉等病史。高血压患者如果反复鼻出血，常与血压控制不良密切相关，同时也给较高的血压将会引起脑血管破裂的患者敲了一次警钟，必须去医院就诊了。

治疗高血压性鼻出血，除局部止血治疗外，应积极使用降压药将血压控制在适当水平。由于鼻出血时视野不清，为防止漏诊，建议患者在血止之后再进行一次鼻部检查，以排除鼻部其他疾病（如肿瘤等）导致的出血。

预防高血压性鼻出血，应注意以下5点：①控制好血压，注意监测血压，防止血压过度波动，尤其在疲劳、睡眠不足、受凉感冒、气温变化较大时；②戒烟、限酒；③尽量少做屏气动作（如吹喇叭等），便秘者应及早治疗，以防过度屏气导致鼻腔血管破裂；④不要食用过多温燥滋补品；

⑤慎用有升压作用的药物，如呋麻滴鼻液、肾上腺素等，以防血压升高导致鼻腔血管破裂出血。

〔长沙市中心医院　邓　平〕

68　高血压患者首诊为什么需抽血化验

"医生，我就是血压高，开几粒降压药给我就可以了，为什么要抽几管血呢？"在门诊，有个别患者对于在首次被诊断为高血压后抽血化验不理解，认为直接开点降压药就可以了。其实这种想法是不对的。

首先，抽血化验有助于鉴别诊断。前面已经介绍过高血压分两类，一类是原发性高血压，又叫高血压病；另外一类称继发性高血压，根除脏器病变能治愈血压高，必须在高血压首诊时予以明确。而继发性高血压患者的基本检查方法有多种，其中就包括了抽血化验和留尿化验。

另外，抽血化验有助于指导高血压治疗方案。治疗高血压的目的是防止心脑肾等重要脏器发生损害，对于那些患高血压的患者就要通过检查来评估发生靶器官损害的级别与程度。同时，引起心脑血管病的原因不单是高血压，还有其他因素，这些因素往往和高血压同时伴生，如血脂、血糖、血同型半胱氨酸等可以用来评估高血压患者发生心脑血管病的危险级别，而不同的危险级别治疗方案是不同的。

〔长沙市中心医院　邓　平〕

69　高血压患者需要常规做心电图吗

"医生，我就是血压高为什么还要做心电图呢？"有的高血压患者对于医生要求其做心电图不理解，觉得自己就是血压高，做心电图没什么意义，其实不然。

高血压属于心脑血管类的疾病状态，而心电图检查是诊断各种心脏疾病最简单快捷又最廉价的检查手段。长期高血压如得不到有效控制，就会使心脏负荷增加，心肌就会肥大，从而产生心肌劳损。高血压早期，左心室后负荷增加，引起左心室的舒张功能不全，但无明显症状。随着病情的发展，逐渐出现左心室收缩功能不全，临床表现为呼吸困难（劳力性或阵发性呼吸困难）、乏力、尿少、心率加快等症状。晚期可出现全心衰竭。而通过心电图的检查，可以间接了解心脏各个心房心室的大小，心室壁有没有增厚，有没有心肌缺血，有没有心律失常，等等，为心血管疾病的诊断与治疗提供有利依据。所以说心电图也是高血压患者的常规检查项目之一，也是早期预防、发现、诊断高血压心脏损害的简便方法。

〔长沙市中心医院 邓 平〕

70 高血压患者需要进行 B 超检查吗

"医生，我只是血压高，你给我开点药吃，将血压降下来就可以了，为什么还要我去做腹部或心脏 B 超检查呢？"

在门诊，常常会有患者抱怨医生要他们去做一些他们认为"无用"的检查，心想明明就是一个血压高，开点药把血压控制好就行了，还要做那么多检查，这是浪费时间和金钱。其实这些检查并不是无意义的。

对于原发性高血压患者而言，医生开具心脏彩超检查的目的是了解高血压是否致左心室肥厚和扩大，评估心脏收缩与舒张功能等；而进行腹部超声检查可以了解腹部动脉血管情况，如腹主动脉夹层、肾血管硬化等，当高血压伴有腹部剧烈疼痛时，需要排除腹主动脉夹层等危重症；当高血压伴有肾功能不全，并出现双肾萎缩时，均可通过腹部超声及时发现。

继发性高血压患者进行腹部超声检查的目的是为了明确有无肾实质病变、肾血管疾病（如肾动脉狭窄等）和梗阻性肾病（肾结石、输尿管结石）等，其次腹部超声还可能为嗜铬细胞瘤（肾上腺疾病）等提供影像依据。

据此，高血压患者接受超声检查有时是必要的，特别是对分析靶器官有无损害和高血压的鉴别诊断有帮助。

〔长沙市中心医院 邓 平〕

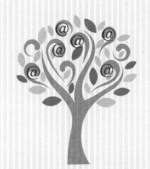

第 五 篇
高血压的治疗

71 高血压的非药物治疗方法

人们都知道，高血压尤其是原发性高血压，需要长期管理或终身治疗。其实，并不是所有的高血压一经诊断，都得立即服用药物，但是都得首先或同时接受非药物治疗。

那么高血压的非药物治疗方法都有哪些呢？首先要看看自己的体重是否超重或者肥胖，如果是的，那得千方百计控制好体重。所谓正常体重或标准体重究竟怎么来判断呢？体重指数（body mass index，BMI）是个常用的衡量指标，计算的方法有个简单的公式告诉你：BMI＝体重（kg）/ 身高（m²）

比如李女士体重 45 kg，身高 1.5 m，那么她的体重指数（BMI）就是 $50/1.5^2$，得到 22.2 的结果。

中国人医学标准确定，这个体重指数正常参考值以 19～24 合适，小于 19 属于消瘦，大于 25 属于超重，大于 28 属于肥胖，当然欧美的标准这个 BMI 要大于 30 才算肥胖。

其次是饮食结构上要注意调整，总体上饮食宜清淡，少吃或不吃各种腌制品，尽量减少在家庭以外场所就餐，家庭炒菜用盐量要控制，每人每日食盐量以不超过 6 g 为宜（普通玻璃啤酒盖一瓶盖大约就是 6 g 盐）；减少脂肪摄入：如减少食用油摄入，少吃或不吃肥肉和动物内脏；如果家庭经济条件许可，最好每日吃新鲜蔬菜和水果，尤其是富含钾的水果，比如橘子和香蕉；必须戒烟限酒。

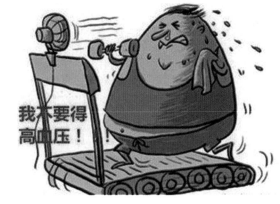

高血压的非药物治疗

第三要适当增加运动量，不能忽视体力运动的多重好处，因为合适的运动能强身健体，消耗多余脂肪从而减轻体重，提高心肺运动功能和适应能力，还能减轻精神压力，改善睡眠，从而更好地稳定血压水平；当然有规律的作息安排，保持良好的心态对于血压控制也是相当重要的。

〔中南大学湘雅二医院　陈雅琴　黄全跃〕

72　高血压患者为什么要低盐饮食

众所周知，盐（氯化钠）是百味之王，离开了盐一切美味食物将会变得索然无味！但是如果盐摄入量过多，又会对人体健康带来危害。科学调查结果显示，我国不同地区人群血压水平和高血压患病率与钠盐摄入量密切相关，在我国南方如广东省，食盐量较低，高血压发病率仅 3.5％～5％，而喜食咸（咸菜、腐乳）的北方人，高血压的发病率就明显升高了。有研究报道即使血压正常的人摄盐过多也会导致血压升高，尤其那些对盐敏感的人群，而高血压人群中的盐敏感者高达 60％。

刘女士，65 岁，曾从事护理工作 30 余年，10 年前退休时发现患高血压，自称多种降压药不能控制好血压，家庭自测血压总是 140/90 mmHg 以上。经医生问诊得知，家庭成员中多数喜好盐味重的饮食，自己也没有特别注意避开口味重的菜品。知道此种情况后，医生给她调整了一种降压药物，并嘱咐预先分装少盐的饮食自己食用。4 周后，患者高兴地告知医生，近半个月来，无论何时在家量血压都在 130/80 mmHg 左右。由此看来，我的这位患者属于盐敏感的高血压，低盐饮食对她

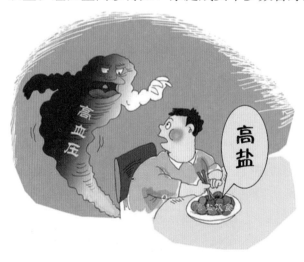

高血压患者应低盐饮食

显得尤为重要。

盐，也就是钠与高血压究竟有什么关系呢？研究表明，钠能使人体血管对血液中各种升血压物质的敏感性增加，引起小血管紧张收缩，使血压升高，而且还能使肾脏细小动脉硬化过程加快。同时，盐有吸附水分的作用，比如，你吃的菜品越咸，你喝的水就越多，吸收到体内的水分就越多，血液容量就增加，这样血压自然就会更高，因此高血压患者应清淡少盐（每日 6 g）饮食。

〔中南大学湘雅二医院　陈雅琴　黄全跃〕

73　规律运动能降低血压

小王 29 岁，未婚，上海某公司外企职员，发现血压高 5 个月。因父亲"心肌梗死"住院回家探亲，顺便来家乡医院咨询，担心自己老了会不会像父亲一样患心脏病。从问诊中得知，这几年他的生活、工作轨迹十分简单，几乎就是挤地铁、坐公交，上班高度脑力运作，下班回到单身公寓内匆匆吃过晚饭后又窝在电脑前继续着工作。有时还有不得不参加应酬、必要的加班等情况，几乎没有主动的体力运动时间。直到 5 个月前体检发现血压增高，145/100 mmHg，后来几天又复查多次血压还是不正常，他才开始彻底反思自己的生活，开始夜跑运动，每次半小时至 1 小时不等，没想到 1 个月下来，体重也减轻了 3 kg，自测血压降到了 133～136/85～90 mmHg，小王由此信心大增，表示一定坚持运动。

常说"生命在于运动"，规律运动的诸多好处包括降低血压的作用都是毋庸置疑的。有研究报道，长期、有规律的运动可以降低高血压病患者安静时的血压。不同的运动方式对血压有不同的影响，有氧运动是目前公认的比较有效的降血压运动方式，有氧运动对脂肪消耗有着重要的作用。常见的有氧运动包括快步行走、慢跑、爬坡、打太极拳、练气功、蹬功率车、游泳等。

值得注意的是，运动类型和运动强度的确定要因人而异，安全第一。

虽然长期、适度的有氧运动可以有助于控制血压，但在制定运动计划前进行身体的评估并征求医生建议十分重要。对于高血压患者来说，不能在血压过高的时候故意去剧烈运动而期待运动降压，而是血压至少低于 160/100 mmHg 以后再进行。一定要明白：①体育锻炼不能代替药物，但长期的、适度的运动可以逐渐减少药物的使用量；②注意避免进行带有对抗性的运动，尤其是剧烈的比赛；③不要做用力过猛的动作，也不要做长时间的屏气动作。

〔中南大学湘雅二医院　陈雅琴　黄全跃〕

74　吃食醋泡的食物能治疗高血压吗

一位女性高血压患者，今年 60 岁，身高 165 cm，体重 80 kg。10 年前体检发现有高血压、空腹血糖增高和高甘油三酯，曾经规律服药治疗，并作为应试者接受过高血压和高血脂临床相关药物研究的观察。但是近 1 个月以来老想睡觉，晚上 9 时上床入睡，次日 7 时还不想起床，家人觉得不正常，陪同她来医院看病，测量血压发现为 180/100 mmHg。"血压高，没控制好，您最近吃的什么降压药物啊？"医生关切地询问，"我好久没有服用什么降压药物，但是我一直在吃食醋泡黄豆啊！我听人介绍说吃醋泡食物能降压，又没有不良反应。哎，奇怪，我原来的血压没这么高啊！为什么还会这么高呢？看来食醋对高血压没什么效果"。

醋泡食物到底对降血压有作用吗？据相关资料报道，食醋是一种重要的食物调味品，同时也有一些保健作用，米醋确实可促进糖代谢等，消除疲劳，防止血管硬化等，可能的作用原理认为是食醋中的氨基酸、醋酸能扩张血管，降低血压，并抑制脂肪的合成，使脂肪不易堆积，血液清澈不黏稠，民间也有醋能软化血管的传说。正因为如此，很多高血压患者长期食用食醋，而自作主张完全不用或自动停用本来还在服用的降压药物。但医生认为，对于本身血压已经很高的原发性高血压患者，完全停用降压药，只靠吃食醋泡的食物是不可取的。可以说食醋及其浸泡的食物没有明显的降压作用，不能取代药物降压。

食醋泡的食物比如食醋泡花生或黄豆、泡木耳或泡大蒜只能作为高血压患者的健康饮食的推荐品种，有人观察到可降 5 mmHg 左右的血压，对于轻度高血压患者，可以单独试一试，但是对于中度、重度高血压，一定要以降压药物为主，食醋泡的食物只能作为辅助疗法。

〔中南大学湘雅二医院　陈雅琴　黄全跃〕

75　所谓有降压作用的蔬菜究竟对血压的影响有多大

人们从生活常识中知道，芹菜、茄子、胡萝卜、洋葱、番茄似乎都有降压、减肥作用。那么这些蔬菜对于血压究竟有多大的影响呢？有资料报道，许多蔬菜均含有大量的钾，比如菠菜、油菜、蘑菇、木耳、小白菜、海带、紫菜，对预防和治疗高血压可能有益。此外，有些蔬菜不具有直接的降压作用，但有降脂作用，可预防动脉硬化而对动脉血管有保护作用，间接降压作用，如大豆、洋葱、山楂、玉米、黑木耳等。

有降压作用的蔬菜还有大蒜，大蒜在人类历史上早就是重要的食物和药物。1994 年有科学家发现大蒜素对轻度高血压有降压的作用，长期坚持吃大蒜，血压可能会降低 10%，但是标准化的大蒜制品是否安全以及是否可以作为临床治疗高血压的一种辅助方法还需进一步研究。海带内含有大量的不饱和脂肪酸，能清除附着在人体血管壁上过多的胆固醇；海带中的食物纤维褐藻酸，能促进胆固醇的排泄，抑制吸收，降低血压；海带中含有丰富的钙，可降低人体对胆固醇的吸收，这 3 种物质协同作用，对预防高血压、高脂血症和动脉

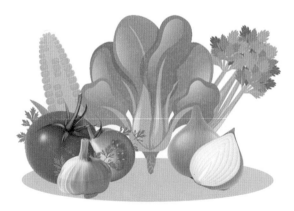

蔬菜

Hypertension

硬化是有一定益处的。也就是说，蔬菜对血压的影响虽然不是十分明了，但是对高血压患者合理搭配饮食还是非常必要的。

看来，改善人们的饮食结构确实有助于防治高血压，但是对于其与常用降压药物降压幅度的比较尚在积极研究阶段。当今以蔬菜为原料提取其中的生物活性物质有望帮助人们切实有效地降低血压，为人类带来福音。

〔中南大学湘雅二医院　陈雅琴〕

76　磁疗床和可穿戴物件有降压作用吗

大家都知道高血压需要长期管理和治疗，特别是药物治疗最终几乎不可避免，同时又或多或少地担心药物的不良反应，因此高血压患者期望能有一种不用吃药不用打针的神奇设备或是器械能治疗高血压，市面上出现的磁疗床、磁疗手表、磁疗枕头、磁疗腕带等磁疗系列产品正是迎合了老百姓的这种心理。

前些日子，邻居张奶奶兴高采烈地告诉我说："我买到好东西了，我买了一张9999元的磁疗床。专家说了，每天睡在这张床上，就可以治愈高血压！现在可好啦，我以后不用每天吃药了，是药三分毒，伤肝又伤肾。"笔者苦笑着说："张奶奶，能治疗高血压的床是不存在的呀，如果有这样的床，那就属于治疗性质的医疗器械了。国家食品药品监督管理总局（CFDA）对医疗器械的管理是非常严格的，如果没有得到国家权威机构的认证，那么您的床就不是医疗器械，也就是说，这样的床不具有降压作用的。"张奶奶半信半疑，说："可是专家说磁疗有益处，还能抗衰老呢！"笔者哭笑不得地说："张奶奶，这个专家可能是卖这个磁疗床的商家请来演戏的，并不是真正的医学专家呀！"

其实老百姓都知道高血压几乎是无法断根的，需要长期用药保持病情稳定，"那些说高血压能用磁疗治愈的，一定是骗子"！张奶奶对笔者的话半信半疑，也不甘心花了大价钱买的床会没用，声称要先停药几天、睡睡这个床看看效果再说。一周后，再次遇见张奶奶，她说几天下来血压不但没降反而升高，差点中风，她后悔莫及，觉得应该早点咨询就好了。笔者安慰她："没事，您老就当花钱买个教训，以后有医学保健方面的问题尽管问我，当然也可以问问别的医生。"

磁疗的效果究竟怎么样至今还不是十分清楚，因为迄今还没有任何一家医疗机构作过对比研究，比如在一群高血压患者中，随机分为两组，其中一半人使用磁疗设备，另一半不用，一定时间（比如 2 周、1 个月、2 个月甚至更长时间）内多次测量血压，观察那些使用磁疗设备的高血压患者的血压控制是否优于那些不用的人。

当然，从理论上来说，磁疗是有一定的降压作用，它的作用机制主要是通过调节中枢神经和自主神经，降低大脑的兴奋性，改善末梢小血管的紧张度而起到一定的控制血压作用，但不能代替降压药物的主要治疗作用，不能停药而单独接受磁疗。像张奶奶这种老年重度高血压患者就不能停药而单独接受磁疗。

因此，市面上的磁疗设备不能替代药物降压。

〔中南大学湘雅医院　钟巧青，中南大学湘雅二医院　黄全跃〕

77　中药枕头对高血压有帮助吗

人的一生中，大约有 1/3 的时间是在床上度过的，因此睡眠对人体的健康非常重要，枕头是最重要的卧具之一。如果有一款既能促进睡眠又能在睡眠中帮助控制血压的枕头，那该是一件多么值得期待的事情！

针对高血压患者，市场上有各种不同材料不同种类不同造型的降压枕头，枕头中的填充物通常为菊花、夏枯草、决明子、桑叶、蒲公英和薄荷等。当然目前也没有明确的证据证明药枕能治疗高血压，但是传统的中草药填充物可能散发独特的香味能改善睡眠，从而有助于控制血压，但是也只是部分患者的体验而已，并未得到广泛的科学论证。

值得注意的是，很多患者自我感觉很好，并且认为中药枕多少是有点帮助的吧，又不是口服药物，应该不会产生不良反应。殊不知，中草药挥

Hypertension

发出的气味有可能导致过敏，甚至引起过敏性休克，尤其是有些患者对花粉、虫螨过敏，中药枕芯中极易长虫螨，有些患者使用中药枕芯时出现了过敏症状，反复找过敏原才发现原来过敏原来自枕芯。

还有的患者虽然没有过敏症状，但是总认为枕芯垫得越久越好，甚至认为越久就越能发挥药效，事实上，这都是毫无科学根据的。如果您不是过敏体质，如果您垫了中药枕芯后没有任何不适感，那也请您每一个季度换一个枕芯，中药枕并不能使用终生，中药一般只用一季，若枕头有异味了请重新填充枕芯。

〔中南大学湘雅医院　钟巧青，中南大学湘雅二医院　黄全跃〕

78　气功能治疗高血压吗

气功是我国传统医学的一种疗法，通过改变体位、调整呼吸、"冥想"与肢体、胸、腹肌肉轻柔活动，使肌肉放松，思想集中于身体某处或外界某处。气功是通过练功者发挥主观能动作用，对身心进行自我锻炼的一种医疗保健活动，气功作为我国医学独特的锻炼方法，具有强身健体、延年益寿的作用。

气功对高血压有作用吗？练习气功的高血压患者，练功 5 分钟血压开始下降，到 20 分钟时血压进一步明显地降低。说明练功过程中血压降低决非单纯休息，而是气功的生理效应。在练功时，高血压患者保持"松静自然"的状态，不但身体放松，精神也要放松，这样就能较好地消除造成血压升高的精神紧张因素，调动生理潜力，使机体的功能恢复正常，收到较好的疗效。因此，高血压患者可以选松静功为主进行锻炼，只要做到"松静自然"，即可收到满意的疗效。

高血压患者如果采用意守的方法则应注意：意守不同的部位，血压则呈现相应的变化。对于高血压患者，应意守脐以下的部位，如下丹田、脚心（涌泉穴）等，可起到引气下行的作用，使血压下降，头脑清醒。此外，在松静功的基础上，可辅以自我经穴导引按摩，以增强疗效。

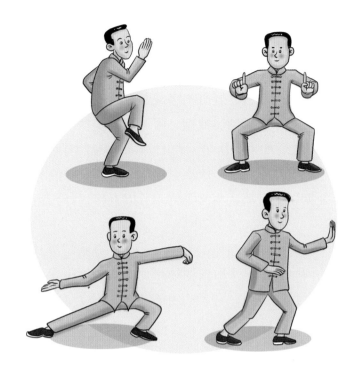

气 功

　　为了达到降压的效果，高血压患者至少应早晚各练一次功，同时在日常工作中，应学会"忙里偷闲"，善于在紧张的节奏中适时地松弛，练一会儿气功，使心平气和，保持平静的心情，对原发性高血压的康复和预防是很有好处的。所以，气功也是一种运动，有助降于低血压。

　　我国不少人做气功运动降血压，是否真正有效，争议不少。2005年香港医生随机分配47名轻中度高血压患者于气功组，41名做轻度体育运动，患者都不服降压药，16周后两组血压都下降，气功组血压从146/93 mmHg降到135/87 mmHg，与做轻度体育运动组血压下降大体相当。

〔中南大学湘雅二医院　赵水平〕

79　什么时候开始高血压的药物治疗为佳

　　很多患者在体检或者其他场合发现自己得了高血压，一下紧张得不得

Hypertension

了。马上找医生询问："我最近发现血压高，到底要不要吃药，吃什么药好呢？"医生建议，高血压何时开始药物治疗因人而异：

1级高血压也就是收缩压 140～159 mmHg，舒张压 100～109 mmHg，如果没有合并心脏、脑血管、肾脏损害或眼底改变等靶器官损害，可以首先选择改善生活方式：如运动、戒烟、限酒、减少盐的摄入、控制体重来控制血压。1个月之后如果血压仍≥140/90 mmHg，有必要同时给予药物治疗。但是如果虽然血压只是 1 级高血压水平，而又已经有心脑肾靶器官损害，或者合并糖尿病，那就不必等待，可以直接选择药物治疗，以减少靶器官的损害。

血压达到 2 级以上（收缩压≥160 mmHg，舒张压≥100 mmHg）在生活方式干预的同时，尽早采取药物治疗。当然必须注意一定要去医院就诊，检查排除继发性高血压，评估合并存在的其他心血管疾病危险因素，在医生指导下用药。

〔长沙市三医院　彭卫平〕

80　80 多岁高龄老人高血压仍需要药物治疗

我们经常听到一些 80 岁以上的高龄老人说："这么大年龄了，血压（收缩压）高到 170～180 mmHg 不要紧，不需要服药。"这是个误区，因为 10 年前国际上就有大规模的临床研究证明药物治疗带来的好处，该研究纳入了 3000 多名 80～102 岁的高龄老人的高血压患者收缩压下降，一组刻意给予适度的降压药，设定的目标血压是 150/80 mmHg，一组不给降压治疗，研究结果显示给予适度降压药组收缩压下降 10 mmHg 或者舒张压下降 5～6 mmHg，其 3～5 年内卒中、心血管病死亡率、冠心病事件、心力衰竭发生均明显下降。但高龄老年血压控制目标值水平应适当放宽，收缩压 140～150 mmHg，舒张压＜90 mmHg，但不低于 65～70 mmHg，舒张压过低可能抵消收缩压下降得到的益处。因此只要他们的预期寿命还有一年以上，80 多岁的高龄老人高血压还是需要药物治疗的。

〔长沙市三医院　彭卫平〕

81 降血压的药物分为哪几大类

按照国际或中国的高血压诊断治疗指南，将常见的降压药分为五大类：

（1）利尿药：代表药物有氢氯噻嗪（双氢克尿噻）、呋塞米（速尿）、螺内酯、吲达帕胺等。

（2）β受体阻滞药：代表药物有美托洛尔、比索洛尔、阿替洛尔；卡维地洛（其中含β受体阻滞药）、拉贝洛尔（其中含有β受体阻滞药）。

（3）钙通道阻滞药（CCB）：又称钙拮抗药，代表药物有硝苯地平、氨氯地平、左旋氨氯地平、非洛地平、拉西地平、维拉帕米、地尔硫草等。

（4）血管紧张素转换酶抑制药（ACEI）：代表药物有卡托普利、依那普利、贝那普利、培哚普利、雷米普利、福辛普利和咪达普利等。

（5）血管紧张素Ⅱ受体阻滞药（ARB）：主要药物有氯沙坦、缬沙坦、厄贝沙坦、替米沙坦、坎地沙坦和奥美沙坦等。

以上 5 类每一类药物都可以作为高血压治疗的起始用药和维持用药，具体选用哪类降压药应根据患者的具体情况，由专科医生制定适合患者的个体化治疗方案，切记不可擅自、盲目选择降压药。

另外，还有一类降压药称为α受体阻滞药，代表药物有哌唑嗪、多沙唑嗪、特拉唑嗪，此类药物已经不常规使用，只

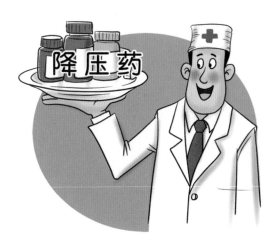

各种降压药

能短期使用帮助控制过高的血压或应用于有前列腺增生的人，因为长期使

用反而增加心血管疾病死亡风险。

上述降压药是西药的分类（不包括中药部分），但目前市面上有很多复合制剂，即两种不同类的降压药做成一个药片，方便服用，大多用于一种降压药对血压控制不佳的患者。

〔长沙市三医院　彭卫平〕

82　用来降压的利尿药有哪些

利尿药具有良好的降低血压疗效，并可降低高血压患者的病死率，减少卒中和心血管事件的发生。此外，利尿药还是治疗充血性心力衰竭的重要药物之一，可改善心力衰竭的症状。对盐摄入量大的高血压患者，利尿药往往更能显效。利尿药主要有噻嗪类、袢利尿药、保钾利尿药、吲达帕胺四大类。

（1）噻嗪类：氢氯噻嗪（双氢克尿噻）为中等疗效的利尿药，作用持久，适用于轻、中度充血性心力衰竭、老年高血压。多主张使用小剂量，因为增大剂量并不增加利尿效果。本类药物具有促进尿钾排出，易引起低钾血症，肾功能减退者慎用，严重肾功能不全时禁用。

（2）袢利尿药：呋塞米（速尿）、托拉塞米为高效利尿药，利尿作用强大、迅速，但作用时间短暂。由于促进尿钠排出作用明显，易造成低钠血症。该类利尿药清除体内水分作用较大，适用于中、重度心力衰竭，且随剂量加大而增强。肾功能不全时首选，除非肾功能严重受损，一般均能保持其利尿效果。但在使用呋塞米（速尿）过程中，要避免低血钾，可补充氯化钾片和食用含钾量高的食物如橙汁、香蕉等。

（3）保钾利尿药：螺内酯、氨苯蝶啶，阿米洛利。这类为低效利尿药，利尿作用弱、易产生耐受性，长期应用 ACEI 类降压药者不宜与这类利尿药合用，因有可能导致高钾血症。

（4）吲达帕胺：具有钙通道拮抗作用和噻嗪类利尿作用，降压作用缓和而持久，降压作用出现的剂量远小于利尿作用的剂量，小剂量降压，大剂量利尿。

〔长沙市三医院　彭卫平〕

83　利尿药有哪些不良反应

利尿药虽常用于降压治疗，而降压治疗往往是个长期持久的过程，长期使用的患者要了解利尿药的部分不良反应：

（1）水、电解质紊乱较为常见。噻嗪类、袢利尿药、吲达帕胺易引起低血钾。食欲不好的患者要当心脱水、血压过低、低钠血症和低氯低钾性碱中毒。患者可表现为口干、恶心、呕吐、极度疲乏无力、肌肉痉挛、神智改变等。

（2）影响性功能。保钾利尿药的螺内酯，除用于辅助降压，还常用于慢性心力衰竭。长期服用本药在男性可致男性乳房发育、阳痿、性功能低下，在女性可致乳房胀痛、声音变粗、毛发增多、月经失调、性功能下降。

（3）干扰糖代谢，使糖耐量降低、血糖升高等。因此可能会使原来有糖尿病倾向的人新发糖尿病。

（4）干扰肾脏排泄尿酸，致血尿酸度升高，少数可诱发痛风发作。

（5）过敏反应，如皮疹、荨麻疹等，但少见。

因此长期使用利尿药要密切观察可能出现的不良反应，并定期抽血化验。

〔长沙市三医院　彭卫平〕

84　高血压合并糖尿病患者能用利尿药吗

"医生，我有高血压 5 年，也有糖尿病 3 年，原来血压一直控制得不好，上次您开的药有两种，一种叫培朵普利吲达帕胺片，还有一种叫苯磺酸氨氯地平片，血压控制得不错，血压一般都在 135/85 mmHg 左右。但

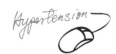

是，吲达帕胺属于利尿药，我听说利尿药对糖尿病不利，会升高血糖，我到底吃还是不吃？"50岁的李先生复诊时带着问题咨询医生。

对于合并糖尿病的高血压患者能否选用利尿药的问题，不能简单地回答。医生面对患者必须严格遵循个体化的原则。对顽固性、难治性高血压（已经联用了两种以上降压药）水肿伴心力衰竭的患者，需权衡利弊，当利大于弊，甚至影响血糖代谢的不良反应变得微不足道时，医生将会选择使用利尿药。而有研究结果显示小剂量利尿药并不明显增加糖尿病的发生。

当然合并糖尿病的高血压病患者，选择降压时首先应考虑选用最好能改善胰岛素抵抗，至少不加重糖代谢障碍的降压药。

总之，一般不主张糖尿病常规使用利尿药，但是遇到特殊情况如心力衰竭、难治的高血压患者还是可以用的。

〔长沙市三医院　彭卫平〕

85　高血压合并痛风患者能用利尿药吗

"医生，我的脚一没受伤，二没被虫叮咬，怎么又红又肿，疼痛难忍？"在门诊有一位这样的患者，经检查诊断这位患者是患了"痛风"。仔细追问病史，这是位高血压患者，长期服用"硝苯地平"降压，最近因双下肢浮肿，经常服用"呋塞米"而诱发了"痛风"。

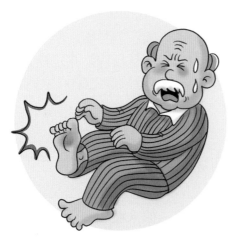

痛风患者

因为利尿药能够影响肾的稀释浓缩功能，影响尿中的离子浓度。这不仅不利于尿酸的排出，反而会使血液中尿酸含量升高。另外，呋塞米还可以竞争性地抑制尿酸经肾小管分泌排泄。长期服用呋塞米的多数患者都会出现高尿酸血症，大剂量长期服用噻嗪类的患者也可能出现高尿酸血症，发生率高达 30%～40%。加上长期的高血压，肾动脉硬化，肾血流量减少，肾小管功能受损，导致尿酸盐更难排出去，而可能患上"痛风"，所以高血压合并痛风患者尽量避免使用利尿药。但如果患者同时有严重的心力衰竭、全身水肿时，利尿药依然要大胆、短暂地使用。因为，大家都知道，两害相权取其轻的道理。

〔长沙市三医院　彭卫平〕

86　常用的钙通道阻滞药有哪些

医生从药物作用机制角度出发，一般可简单地将钙通道阻滞药分为"地平"和"非地平"两类。

地平类：硝苯地平、尼群地平、尼卡地平、氨氯地平、非洛地平、拉西地平、乐卡地平、马尼地平、左旋氨氯地平、尼莫地平等。这类钙通道阻滞药的化学结构上含有二氢吡啶，所以，医学上将其称为二氢吡啶类。一般认为，这类钙通道阻滞药作用于血管，对心脏无明显作用，所以仅用于治疗高血压。

而"非地平类"也称为非二氢吡啶类钙通道阻滞药，包括：

（1）苯并噻氮䓬类：代表药物有地尔硫䓬，又称硫氮䓬酮。

（2）苯烷胺类：代表药物有维拉帕米。

在这些钙通道阻滞药中，尼莫地平不是用来降压，而是主要用于改善脑部供血的。

以上种类众多的钙通道阻滞药应在医生指导下选用。

〔长沙市三医院　彭卫平〕

87　长效的钙通道阻滞药有哪些优点

"医生，我早晨吃了降压药，上午血压正常，为什么到了下午血压又高了呢?"一位患者如是问。经询问该患者服用的是尼群地平,每日早晨服1次,孰不知该药是一种短效的钙通道阻滞药,作用时效只有6~8小时,时效一过,血压自然又升高了。

为解决这个问题,科学家们又发明并生产了长效的钙通道阻滞药。其优势在于:药物在体内的半衰期10小时以上,一日一次服药,安全性和依从性高,不像中、短期的降压药会造成血压的波动;降压疗效好,不良反应小;可与多种降压药联合使用;还有研究证实,部分的长效钙通道阻滞药还有抗动脉粥样硬化作用,降低卒中风险突出。

这类长效钙通道阻滞药最佳适应人群为:老年高血压患者,代谢综合征患者,糖尿病合并高血压患者,稳定期冠心病患者。

〔长沙市三医院　彭卫平〕

88　钙通道阻滞药常见不良反应有哪些

有一部分高血压患者,在服用钙通道阻滞药如尼群地平或其他"地平"类的降压药后,常出现下列不良反应:

(1)下肢水肿:部分患者应用钙通道阻滞药后出现小腿或脚踝部水肿,一般程度较轻,卧床休息或加用利尿药治疗后多可消肿。但水肿严重的患者可考虑停药。

(2)头痛、面红:钙通道阻滞药因具有明显扩张头面部血管的作用,因此服药后部分患者会出现头痛、头晕、面部潮红、发热等反应。这部分患者可小量开始,逐渐加量、逐步适应后有可能减少此类反应。

(3)加快心率:部分钙通道阻滞药如硝苯地平、尼群地平因扩张血管明显,可引起反射性心跳加快,增加心肌耗氧,对心绞痛控制不利。

此外,若服用其他种类的钙通道阻滞药如维拉帕米(异搏定)、地尔硫䓬(合心爽)具有减慢心率的倾向,如果心率低于55次/min,则不宜使用。

部分钙通道阻滞药有负性肌力作用,即降低心功能(如维拉帕米、地尔硫䓬），在原有心功能较差的患者，有诱发心力衰竭的可能，应尽量避免使用。

部分患者应用钙通道阻滞药（尤其维拉帕米）后出现腹胀、便秘等反应，老年患者和原有胃肠功能低下者更加明显。此时辅以通便药物或胃肠动力药物可以减少此类症状的发生。

部分钙通道阻滞药，主要是非二氢吡啶类如维拉帕米（异搏定）、地尔硫䓬（合心爽）具有抑制心肌收缩及自律性和传导性作用。因此有心力衰竭、窦房结功能低下（病态窦房结综合征）、心脏传导阻滞患者不能使用。

〔长沙市三医院　彭卫平〕

89　β受体阻滞药有哪些

常用的一线降压药有 5 类，β受体阻滞药为其中之一。β受体阻滞药分为三代，第一代可非选择性地阻断 β_1 和 β_2 受体，其代表药物为普萘洛尔（心得安），在临床上已较少应用。第二代可选择性阻断 β_1 受体，如美托洛尔、富马酸比索洛尔、阿替洛尔等，是临床中常用的β受体阻滞药。第三代为非选择性β受体阻滞药，且对 α_1 受体有阻断作用，产生周围血管舒张作用，如卡维地洛、阿罗洛尔、拉贝洛尔或者通过激动 β_3 受体而增强一种超级短效能扩张血管的物质，产生周围血管舒张作用，如奈必洛尔。

据上可知，绝大多数β受体阻滞药中均有"洛尔"两个字，如果看到这两个字，可基本判断为β受体阻滞药。

〔首都医科大学附属北京胸科医院　董洪玲　张　健〕

90　哪些高血压患者适合应用β受体阻滞药

"医生，我身边有些朋友亦患有高血压，但我发现每个人服用的降压药都不相同，有的朋友服用了美托洛尔，有的人就没有，哪些患者应该服用这样的药物呢?"40 岁的张先生向医生咨询。

医生告诉他，美托洛尔是一种 β 受体阻滞药，是高血压患者可以初始和长期应用的降压药之一，可单独或与其他降压药合用。β 受体阻滞药，读起来比较拗口，但其实很多有高血压、心脏病的人都用过。

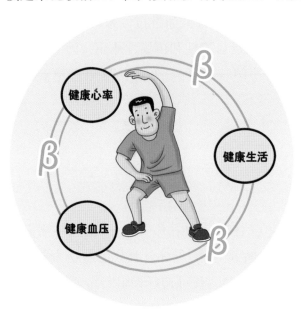

β 受体阻滞药

在种类繁多的降压药中，β 受体阻滞药的降压作用相对弱一些。不过，β 受体阻滞药有一个突出的特点，就是可以减慢心率、减弱心脏的收缩，使心脏得到适当的"休息"。

下面这 4 类高血压患者，β 受体阻滞药是一线推荐用药：

（1）"高动力型"高血压。所谓的"高动力型"高血压主要是指由于心跳过快、心肌收缩力过强而导致的高血压。这种高血压的特征是：舒张期高血压及脉压（收缩压和舒张压的差值）降低。这种类型的高血压在年轻的高血压患者中非常常见。

（2）心率快的高血压患者。

（3）有冠心病的高血压患者。

（4）有心力衰竭的高血压患者。这 4 类人群中使用 β 受体阻滞药可以有效降低心率、减弱心脏收缩力，从而减轻心脏的耗氧量，起到保护心脏的作用。患者的心慌感觉也会得到缓解。

所以，中青年高血压患者，若无并发症的，休息状态下心率还偏快的人可考虑应用 β 受体阻滞药。合并下列情况的高血压患者应优先使用 β 受体阻滞药：快速性心律失常、冠心病，如心绞痛、心肌梗死后、慢性心力衰竭，以及交感神经活性增高如焦虑、紧张等精神压力增加，围手术期高血压，高循环动力状态如甲状腺功能亢进症（简称甲亢）的患者。总之 β 受体阻滞药特别适合心率快或有心力衰竭的高血压患者。

〔首都医科大学附属北京胸科医院　董洪玲　张　健〕

91　高血压合并慢性支气管炎及肺气肿患者能用 β 受体阻滞药吗

"医生，我有高血压 10 年，但是也有肺气肿病史多年了，听说我这种情况不能服用美托洛尔，是这样吗？" 67 岁的张大爷看心内科门诊时向医生发问。

医生详细询问了病史，得知患者虽有肺气肿，但是并没有喉中喘鸣、像猫一样呼吸气喘（医学上称为哮喘）的情况发生，肺部听诊清晰，因此告知患者可以放心继续服用美托洛尔。

β 受体主要分 β_1 和 β_2 受体，β_1 受体主要存在于心脏，β_2 受体存在于支气管和血管平滑肌，激动 β_2 受体可引起支气管扩张、血管舒张、内脏平滑肌松弛等；非选择性 β 受体阻滞药有诱发或加重哮喘的作用，所以对有支气管哮喘或慢性支气管炎、肺气肿、肺心病患者禁用或慎用。此类患者可应用选择性的 β_1 受体阻滞药，对 β_2 受体影响小或几乎无影响的药物，如比索洛尔、美托洛尔。

〔首都医科大学附属北京胸科医院　董洪玲　张　健〕

92　哪些患者不能使用或谨慎使用 β 受体阻滞药

由于 β 受体阻滞药有减慢心率、抑制心肌收缩力的作用，故禁用于急性心力衰竭、病态窦房结综合征、房室传导阻滞者。通过阻断 β_2 受体，引起支气管痉挛、外周血管收缩，也禁用于支气管哮喘、严重外周血管疾病者。在临床中患者常合并多种疾病，如果用药不慎就会产生严重后果，下面将为大家讲解一个真实的小故事。

李某，男性，62岁，有明确的高血压病史10年，近3个月来因反复头晕黑蒙就诊于当地社区医院，5年前有心肌梗死病史，一直服用美托洛尔。3天前患者散步时突发晕厥倒地，就诊于当地医院，后行24小时动态心电图检查提示：24小时平均心率48次/min，夜间最慢心率30次/min，白天最大心率72次/min，大于3秒以上的两次心搏之间长间歇32次，最长为5.3秒，也就是说心脏停止跳动时间最长达到了5秒以上，所以他才有平时头晕的症状和近期的晕倒。详细追问病史，查看过去病历记载，曾有"病态窦房结综合征"的可疑诊断，遂停用β受体阻滞药。因此医生在处方药物之前，一定要详细询问患者既往病史，以免出现不可挽回的错误。

一般说来，β受体阻滞药可有下列常见的不良反应：

（1）引起糖脂代谢异常。β受体阻滞药有极低的可能性会引起低血糖；在应用胰岛素后发生低血糖的糖尿病患者中，β受体阻滞药可能会延缓低血糖的恢复，或掩盖低血糖的症状。

此外，部分β受体阻滞药还可使血中甘油三酯和低密度脂蛋白-胆固醇水平升高，使有益的高密度脂蛋白-胆固醇水平降低。

尽管对糖脂代谢有影响，但对于有冠心病的高血压患者来说，β受体阻滞药是非常重要的药物，该用的时候还是得用。患者如果有血糖、血脂异常，在使用β受体阻滞药时要注意定期检查血糖、血脂水平，以便将其对糖脂代谢的不良作用降到最低。

（2）造成勃起功能障碍。在男性中，大剂量、长期使用β受体阻滞药可能会造成勃起功能障碍。如果有这个不良反应，可以咨询医生换药。有时候，

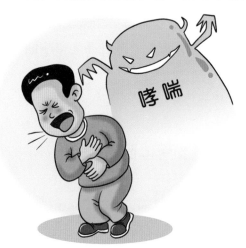

哮喘患者避免使用β受体阻滞药

试用另一种β受体阻滞药，可能就可以改善这个不良作用。

（3）导致哮喘发作。对于伴有哮喘的高血压患者，要尽量避免使用β受体阻滞药。

若患者正在使用β受体阻滞药，应该注意下列几点：

（1）服用β受体阻滞药之前应当排除支气管哮喘和各种原因的心动过缓病史。

（2）在医生的指导下选药。β受体阻滞药种类繁多，不良反应各异，因此最好在心血管内科医生的指导下，根据自身情况，选择合适的β受体阻滞药。例如，有甲亢的高血压患者最好选用非选择性β受体阻滞药，如普萘洛尔；有慢性阻塞性肺疾病的高血压患者，如果同时伴有心率快、心悸等不适，则适合用高选择性 $β_1$ 受体阻滞药，如比索洛尔；有心力衰竭的高血压患者，最好选用兼具 $α_1$ 受体阻断作用的卡维地洛。

（3）从小剂量开始，注意监测心率。首次使用β受体阻滞药应从小剂量开始，逐渐增加剂量，依据脉搏频率调整剂量。可以在早上醒来还未起床时，自己摸一摸脉搏的频率。服药期间，静息情况下脉率在 60～70 次/min 是理想的状态，最低不应小于 55 次/min。如果出现低血压、心动过缓等情况，要及时就医调药。

（4）避免突然停药。长期应用β受体阻滞药的患者，如果突然停药，可在1～2 天后出现焦虑不安、心悸或胃肠反应，严重者可发生血压升高、心动过速、心绞痛加重，甚至发生心肌梗死。如需停药，应该在医生的指导下逐渐减量，一般需 2 周。

〔首都医科大学附属北京胸科医院　董洪玲　张　健〕

93　血管紧张素转换酶抑制药有哪些种类

在琳琅满目的心血管药物中，如何能通过药名一眼就认出血管紧张素转换酶抑制药（ACEI）呢？这类药，它们有一个共同的特点，药名均带有"普利"二字，因此看到带有普利二字的降压药即可判断该药为 ACEI。

目前临床研究较多并且最常用的 ACEI 主要包括以下几种药物（常用剂量）：

卡托普利（12.5～75 mg，每日 3 次）

依那普利（5～40 mg，每日 1 次）

贝那普利（5～40 mg，每日 1 次）

培哚普利（4～8 mg，每日 1 次）

福辛普利（10～40 mg，每日 1 次）

咪达普利（2.5～10 mg，每日 1 次）

群多普利（1～4 mg，每日 1 次）

赖诺普利（5～40 mg，每日 1 次）

雷米普利（2.5～10 mg，每日 1 次）

〔首都医科大学附属北京胸科医院　王中鲁　张　健〕

94　哪些高血压患者适合用血管紧张素转换酶抑制药

血管紧张素顾名思义能引起血管紧张、收缩的一种物质，它可以导致患者血压升高，并且该物质对心肌细胞有毒性，而血管紧张素转换酶抑制药（ACEI）能间接地减少血管紧张素在血液中的含量，因此，该类药物在降压的同时能保护心肌。

ACEI 是治疗高血压的一线药，对于没有禁忌证的单纯性高血压患者均可以服用该类药物进行降压治疗。高血压合并一些其他疾病的患者更应该服用此类降压药，例如高血压合并以下情况的患者：①合并左心室肥厚和有心肌梗死病史的患者；②合并心力衰竭的患者；③合并代谢综合征、糖尿病肾病、慢性肾功能不全、蛋白尿或微量白蛋白尿的患者；④合并无症状性动脉粥样硬化或周围动脉疾病或冠心病高危的患者。因此，ACEI 是降压药中的佼佼者，对合并心肾靶器官损害的更加合适。

〔首都医科大学附属北京胸科医院　王中鲁　张　健〕

95 血管紧张素转换酶抑制药有哪些常见不良反应

谁都知道"是药三分毒"这句俗语，虽然药物的毒性及不良反应只是个小小的概率（可能性很小）事件，没有"三分"那么多，可能是百分之几，千分之几，甚至万分之几。血管紧张素转换酶抑制药虽然是治疗高血压常用的一类药物，但也会对患者产生一些共同的不良反应。或许下面几个真实的小故事有助于了解。

故事一　患者杨先生，58 岁，因高血压多年来院就诊。医生开出处方依那普利（ACEI）10 mg/次，每日 2 次。2 周后患者血压控制得很好。但是，杨先生说自己最近经常出现咳嗽但是无痰，尤其是在夜间最为频繁、严重，以前从未出现过上述情况。医生了解情况后决定更换其他药物，1 周后患者咳嗽消失了。干咳，就是该类药物的不良反应之一。

故事二　患者李女士，65 岁，体检时发现自己血压升高，入院后确诊为高血压病。医生处方培哚普利（ACEI）降压。服用该药物约 40 分钟以后，患者出现头晕、恶心，测血压为 80/62 mmHg，医生考虑患者出现了"首剂低血压现象"（患者在初次服用某种药物时，由于机体对该药物不适应而产生的强烈反应）。患者平躺在病床上，后自行恢复正常。该药物会产生低血压，尤其是初次服用

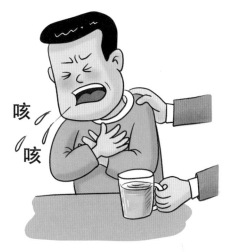

干　咳

或与其他降压药联合使用时，如出现上述不良反应，应根据具体情况进行换药或酌情减量处理。

故事三　王先生，61 岁，因高血压病服用卡托普利（ACEI）1 年有余。近期门诊常规复查时，抽血化验发现血钾增高为 6.3 mmol/L（正常

参考值范围 3.5～5.5 mmol/L），血清肌酐值 168 μmol/L，而上次服药前血钾化验值为 3.9 mmol/L，血清肌酐值 74 μmol/L，因此医生考虑患者血钾、血肌酐浓度增高，肾功能下降，很可能是卡托普利导致的不良反应，因此长期服用该药应关注血钾及肾功能情况，定期抽血复查肾脏功能和血清电解质。

以上提到的干咳、低血压、高钾血症为临床上常见的不良反应，该类药物还有一种不良反应是血管神经性水肿，虽然罕见，但有致命危险。血管神经性水肿症状不一，通常表现为局限性水肿，例如眼睑、口唇、耳郭等组织疏松部位的水肿，严重者可发生喉头水肿致严重呼吸困难而死亡。

〔首都医科大学附属北京胸科医院　王中鲁　张　健〕

96　哪些情况下不能服血管紧张素转换酶抑制药

虽然血管紧张素转换酶抑制药（ACEI）是降压最常用的药物之一，尤其是对于高血压合并某些特殊疾病（糖尿病、肾功能不全、慢性心力衰竭）的患者，使用该类药物最为合适。但是，鉴于此类药物的不良反应，对于以下患者来说，该药是绝对禁止的。

（1）妊娠的患者：该药会影响胚胎的正常发育导致胎儿畸形，育龄期女性使用该药时应做好避孕措施，计划妊娠的患者应避免应用此类药物。

（2）血管神经性水肿的患者：该药可引起喉头水肿阻碍呼吸、呼吸骤停等不良反应。

（3）双侧肾动脉狭窄：双侧肾动脉狭窄患者应用此类药物可引起急性肾损伤；血钾＞6.0 mmol/L 者，ACEI 能使患者血钾升高，当血钾重度升高时会导致患者出现心搏骤停。

（4）出现干咳而不能耐受的患者：干咳为此类药物常见的不良反应，当干咳严重影响患者生活质量时应停用该类药物。

〔首都医科大学附属北京胸科医院　王中鲁　张　健〕

97 血管紧张素Ⅱ受体拮抗药有哪几种

"医生，街上药店卖的沙坦类药有好几种，都是属于血管紧张素Ⅱ受体拮抗药（ARB），哪一种药效果最好啊？"

临床中所用ARB类药物包括氯沙坦、缬沙坦、厄贝沙坦、坎地沙坦、替米沙坦，等等。其药物名中多含有"沙坦"字样，因为其分子结构的不同，不同"沙坦"类药物之间会有区别，包括药物的代谢快慢、降压程度的大小等，因此在临床使用时，医生会根据患者自身的病情具体选用合适的ARB/"沙坦"类药物。

〔首都医科大学附属北京胸科医院 张 亮 张 健〕

98 血管紧张素Ⅱ受体拮抗药与血管紧张素转换酶抑制药各有什么优势

"医生，不知怎么回事，我最近并没有受凉感冒但总是咳嗽，没有什么痰，呼吸科医生说我肺部没问题，让我来看看心内科。"

60岁的张先生走进心血管内科的诊室向医生述说病情，经过医生问诊得知，患者有高血压4～5年，一直服用卡托普利。1次1片（25 mg/片），每日2次。此时，医生告知他，他的干咳无痰很可能与卡托普利有关，建议停用，换用另外一类药物比如ARB。

血管紧张素Ⅱ受体拮抗药（ARB）是继血管紧张素转换酶抑制药（ACEI）类后对高血压及心血管病等具有良好疗效的作用于肾素-血管紧张素-醛固酮系统（RAAS）的一类降压药。虽然ARB与ACEI类在降压和保护心血管方面具有很多相似之处，但ARB作用于血管紧张素Ⅱ（Ang Ⅱ）受体水平，更充分、更直接的阻断RAAS，具有较好的降压效果；同样，ARB罕见干咳、血管神经性水肿等不良反应，大大提高了患者的依从性。ARB 类药物已成为临床一线降压药，广为使用。然而，ACEI 临床应用时间更长久，降压疗效可能要稍好些。

〔首都医科大学附属北京胸科医院　张　亮　张　健〕

99　α 受体阻滞药为什么不再常用

"医生，我有前列腺增生，以前的大夫给我开的降压药中有叫特拉唑嗪的，效果还挺好，为什么要换药啊？" 65 岁的李先生对医生建议换用降压药提出疑问。

在抗高血压药中，α 受体阻滞药已经用于临床多年。目前临床还在使用的 α 受体阻滞药包括特拉唑嗪、哌唑嗪、多沙唑嗪、乌拉地尔等。2003 年前欧洲高血压指南中，α 受体阻滞药还位于一线降压药。但是 2002 年美国的一个大规模的高血压临床研究结果报道，服用 α 受体阻滞药多沙唑嗪的患者群比服用其他种类的降压药的患者群的不良反应要多些，长期使用还增加心血管疾病死亡的风险，因此在 2007 年和 2013 年欧洲高血压指南及 2014 年美国成人高血压管理指南中，α 受体阻滞药已退出一线降压药物之列。因为 α 受体阻滞药不良反应较多，如直立性低血压、心动过速、鼻塞等，也可引起恶心、呕吐、腹痛，诱发或加剧消化道溃疡，少数患者出现嗜睡、乏力等中枢抑制症状，故体位性低血压患者禁用，胃炎、溃疡病、肾功能不全及心力衰竭患者慎用。因此在临床中，只有对于利尿药、CCB、ACEI、ARB 等足量应用后，仍不能满意控制血压的患者，可考虑联合应用 α 受体阻滞药。

医生向李先生解释说："虽然你服用的特拉唑嗪降压效果不错，对前列腺增生排尿不畅也有一定好处，但是科学研究显示不宜长期使用，因为这类药物可增加死亡风险。"听了医生的解释，李先生心服口服，高高兴兴地接受医生新开的药物。

〔首都医科大学附属北京胸科医院　张　亮　张　健〕

100 常用降压药复方片的优点

复方降压药就是两种降压药融合在一片药片中，一片顶两片，降压作用比单独药物作用要强，不良反应减少。

临床上常用的复方片降压药有贝那普利氢氯噻嗪片、培哚普利吲达帕胺片、氯沙坦氢氯噻嗪片、缬沙坦氢氯噻嗪片、厄贝沙坦氢氯噻嗪片、替米沙坦氢氯噻嗪片和缬沙坦氨氯地平片等。

绝大多数高血压患者血压达标，需要2种或2种以上药物。固定复方制剂采用不同机制的降压药联合，具有协同降压和减少不良反应的作用；而且固定剂量、固定配伍的单片复方制剂还能有助于提高患者的治疗依从性和血压的长期控制，减少治疗费用。目前部分观察性研究显示，与自由联合治疗比较，长期采用固定复方制剂的药物治疗组患者在血压达标率和预防心血管事件方面获益更多。

〔首都医科大学附属北京胸科医院　张　亮　张　健〕

101 如何评价传统的复方降压片

传统的复方制剂主要有复方降压片（又称复方利血平片）、复方地巴唑氢氯噻嗪胶囊（俗称降压胶囊）、北京降压零号等，这类降压制剂的优点主要是降压效果明显而且费用较低，但是随着高血压药物研究的深入，这类降压制剂的不足逐渐显现：首先，复方降压药的主要成分之一的利血平具有致抑郁、消化道出血等严重不良反应，传统复方降压药成分之一的可乐定也可影响大脑认知功能；其次，这类药物的构成成分比例不完全合理，大部分复方制剂由2～3种成分组合而成，我们不能确定各组分间是否会发生不良反应。现代的复方制剂有多种，前面已经介绍，一般由2种降压药组合而成，各组分间的相互作用明确。它的优势在于可以把组合的2种降压药作用叠加，做到优势互补，所以对于控制血压效果更好，同时还能降低不良反应，让患者能够长时间使用，不会轻易停药换药。

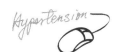

但是大多数的高血压患者并不是只有单一高血压疾病，往往合并有其他疾病，如糖尿病、肾功能不全、尿酸高、血脂高等，因此固定的复方制剂并不能适用于所有的高血压患者，特别是在初始用药阶段。这就要考虑每个患者的个体情况，随时调整治疗方案及药物剂量。

〔首都医科大学附属北京胸科医院　心脏中心　王冠男　张　健〕

102　中药复方降压片的优点和缺点

"医生，我每次来医院都是给我开的西药，我能不能吃些中药的降压药，中药不都是不良反应小吗？不像西药对肝肾损害那么大？"

在临床工作中，医生常常能听到患者这么问，为什么总是给开西药的降压药，而不能吃些中药呢？目前市场上确实存在一些中药的复方降压药物，其实其中常用的大多是中西结合的复方降压制剂，比如珍菊降压片、复方罗布麻片等，这类药物的优缺点如何，以珍菊降压片为例，在这里为大家做个详细的介绍。

首先谈谈优点。复方珍菊降压片成分中的主药是野菊花，除可用于治疗咽喉肿痛、风火赤眼等病症外，还具有良好的降压作用，可用于辅助治疗高血压。其次珍珠层粉是用珍珠贝最内层的部分制得的粉，主要成分是钙，另外还含有多种氨基酸和少量微量元素，具有安神、清热、解毒等功效，其平肝潜阳、安神定惊、清利头目效果明显；第三种主要成分为盐酸可乐定，具有中枢降压作用；氢氯噻嗪是临床常用的利尿成分降压药；芦丁又称维生素P，具有降低毛细血管脆性、改善微循环的作用，在临床上主要用于糖尿病、高血压以及高血糖等辅助治疗。从中医中药的角度来看，以上多药合用可达到降压、平肝、清热的效果，因此说明珍菊降压片具有以上中西联合的多种功效。

再来看看珍菊降压片的弊端。其实之前讲解西药复方降压制剂时也提到过，因为这类药物中含有可乐定和利尿药成分，可影响大脑认知功能，同时也会引起电解质紊乱、胰岛素抵抗造成新发糖尿病等不良反应。因此选用中药复方降压制剂时仍需谨慎，并不是所有类型的高血压患者都适用。同时，复方中药降压制剂实际上还是西药成分在起主导降压作用，且多成分的复杂性是可能带来更多不良反应。

〔首都医科大学附属北京胸科医院　王冠男　张　健〕

103　控释片、缓释片或半衰期长的药物作用有何不同

"医生，药店里同一药名有几种不同品种，像硝苯地平缓释片和硝苯地平控释片，这些都有什么区别啊？哪种药疗效好一些？"

很多高血压患者来医院就诊，都会问到这个问题。平时大家去药店买药的时候，售货员经常会说有几种不同品种，要哪个？这个时候很多患者都是一脸茫然，不知道控释片和缓释片的区别，更不知道该如何选择，很多人在医院就诊也会对医生开的药物产生疑虑，为什么给他开的是控释片，给我开的是缓释片呢？

缓释片是指口服药物在规定溶剂中，按要求缓慢地非恒速释放，且每日用药次数与相应普通制剂相比至少减少1次或用药间隔有所延长的制剂。通俗地说，缓释片就是你吃下的这个药片每分钟在体内释放的量是不均等的，而释放的速度是很缓慢的，因此它发挥作用的时间比较长，所以服用的次数会少，或者两次之间的时间间隔较长。这类药多利用一些适合的辅料，将药物与辅料制成释放速度比较缓慢、起效比较持久的片剂。与普通片比较，缓释片具有作用持久、服用次数少等优点。

控释片是指口服药物在规定溶剂中，按要求缓慢恒速或接近恒速释放药物且每日用药次数与相应普通制剂相比至少减少1次或用药间隔有所延长的制剂。通俗地说就是药片每分钟在体内释放的量是一样的，而且释放的速度也是一样的。这类药多利用合适的骨架材料，将药物与骨架材料制成释放速率恒定、药效平稳的片剂，普通片剂的释放是无法控制的，很快崩解，而控释片崩解缓慢，并且不同时间的释放量是固定的，因此它比普通片剂服用的间隔时间也要长。

药物的半衰期指的是血液中药物浓度或者体内药物量减低到 1/2 所花费的时间。药物要保持有一定的浓度才能保持药效，即最低浓度；而浓度太高又会导致毒性及不良反应加大，不能超越，即最高浓度。半衰期长的药物，浓度降得慢，从开始服药到药物最低浓度的时间长，因此药物持续的时间也就越长。

〔首都医科大学附属北京胸科医院　王冠男　张　健〕

104　为什么医生常推荐服用一日一次的长效降压药

"医生，我这个降压药必须是一日吃一次吗？能不能平时不吃，等血压高了临时吃一片啊？"

很多高血压患者都会提这个问题。在人们传统概念里："是药三分毒"，都不愿意长期吃药，但是对于高血压患者来说，医生会反复强调长期服用降压药是必需的，而且长效降压药优势远远大于短效降压药。因为高血压及其高水平血压波动对机体危害较大。如果血压忽高忽低，血管就会一会儿收缩一会儿舒张，被来回反复折腾后，血管就会失去弹性，变得脆弱、易破裂，引发严重后果。这就好比一张纸，被反复折来折去，一会儿就折断了；另外血压波动使得心脏和大脑就像坐过山车一样，一会承受 120 mmHg 的压力，一会又要承受 160 mmHg 甚至更高压力的冲击。坐过山车前后只有几分钟，很多人都会觉得难受，而心脏和大脑一整天都在坐过山车，后果会是什么？心力衰竭、脑出血，是迟早的事！医生之所以都推荐高血压患者用长效药物，是因为这样会使血压控制得更加和缓平稳，这样的降压效果更好，另外也减少了对心脑肾各个器官的伤害，使靶器官保护作用更好。清晨服用长效降压药的话，控制血压的效果能维持到第二天早上，长效药物就有这个好处。

一日一次的长效药物，顾名思义就是药性维持时间较久，医学上称为半衰期比较长，能全天候使血压维持平稳，防止血压大幅度波动。当然每个药物的半衰期是不一样的，各种药物有各自的分解代谢特点。医生处方针对不同情况，可能处方 2 种或 2 种以上的药物联合治疗，以充分发挥不同类型降压药的优势，药效互补，平稳降压，这样可以达到更好的降压效果，继而起到靶器官保护作用。

〔首都医科大学附属北京胸科医院　王冠男　张　健〕

105　不要盲目仿照他人的降压药治疗方案

　　李先生，50 岁，作为街头义诊服务对象，无意中被发现血压 180/100 mmHg，后来连续 2 天又复查多次血压均是增高。"医生，我血压好高，给我开点药吃吧！"李先生一走进诊室就迫不及待地说。他手里还拿着药盒要求医生开同样的药，声称是朋友推荐的，朋友有高血压，服了这种药效果很好。但医生问诊了情况后，要求老李做些基本检查，比如验血验尿，做心电图、肾脏超声等，之后，医生为他处方了另一种药。老李问为啥不用其朋友推荐的降压药，在医生作了详细说明与解释后，方恍然大悟，高兴地接受了医生建议。

　　大家都知道，中医看病施药要通过望闻问切，医生根据不同患者、不同体质、脉象、气色、寒热虚实等辨证论治，一人一方。实际上，医生处方降压药也有类似之处。一般应根据患者年龄、病史、既往用药情况、血压监测情况、体检情况、合并症（心脏、肾脏、肾血管、脑血管和颈动脉等疾病）、器械检查和化验结果等判断患者心血管风险高低和高血压级别，制定降压目标。再参考患者血压水平、器官功能状态等，还要考虑降压的缓急轻重，再选择适合的降压药。另外，常用的降压药有五大类，几十种药物。各种药物之间有各自的特性，不但不同分类药物之间性质不同，即使同属于一类但不同种的药物之间也有差别。总之要结合患者具体病情和药物特点给高血压患者处方降压药物。

　　这就是降压药的使用要遵循个体化原则。不同个体开出不同的药物及不同剂量、不同的联合方案等。打个比方，人们去裁缝店做衣服，裁缝师先测量身高、腰围、胸围、肢体长度，也根据顾客的高矮和胖瘦进行量身

131

裁衣才能保证合适。处方降压药方案，道理也一样，需要医生"量身订制"。

服用降压药不能照抄别人的方案，不能自作主张。看到一种药物对别人有效，想当然对自己也合适。这样也许有效，但有时会带来用药风险。每种药物都有适应证，也有禁忌证。不清楚用药禁忌，不了解自己的实际情况，照搬照抄药方或盲目用药，有时会带来严重的后果。因此，降压药不是不要处方、药店里随便买的药物，一定要在专业医生的指导下选择适合的药物。

〔首都医科大学附属北京胸科医院　仝其广　张　健〕

106　为什么医生处方两种或两种以上的降压药

张先生 56 岁，体检发现血压为 170/120 mmHg，次日复测血压还有 160/110 mmHg。于是他自服老父亲的一种降压药，一周后到医院量血压依然不变。医生经过检查化验后，开了一种单片复方降压药，告诉他，这片药相当于两种药，服用简单，一日一片，而且效果会不错。张先生自认为才发现高血压，并不严重，于是问医生："是不是再换一种好一点的药先试试，不用两种药可以吗？"

对于高血压患者，医生有时处方一种降压药，有时开具两种药物，甚至 3 种或 4 种降压药。这是为什么呢？医生处方降压药物遵循个体化原则，根据患者生活习惯、血压升高程度、靶器官是否受损、有无其他合并症等多方面考虑选择合适药物。不管处方一种药物，还是两种以上药物都取决于病情需要。

高血压的确切发病机制不是十分清楚，可能与盐敏感、水钠潴留、交感神经兴奋过度等多因素有关。临床上发现，单药降压满意的比例为 40%～60%。仍有近一半患者血压不能达标。单药对于血压明显升高的患者效果不佳。另一方面，如果单药用量太大，往往不良反应也较多，患者耐受性不好。这也影响降压效果。长时间服用一种药物疗效也会下降。因此，相当数量患者需要增加另一类或两类的降压药才能使血压得到良好的控制。

实际上，医生对于很多患者处方2种或2种以上降压药，也涉及降压药物的联合用药问题。联合用药具有不少优点：

（1）两种以上药物降压机制不同，常常能起到取长补短，作用互补或协同，降压疗效增强等作用。

（2）两药合用剂量都偏小，减少单药大剂量带来的不良反应。

（3）患者耐受和依从性好。

（4）血压达标率提高。

医生给哪些患者处方多种降压药呢？一般下列患者需要联合降压治疗：

（1）基线血压水平较高，即收缩压 160 mmHg 以上和/或舒张压 100 mmHg以上（高血压2级或3级）。

（2）血压高于目标值 20/10 mmHg 的心血管高风险患者。

（3）单药治疗效果不佳者。

〔首都医科大学附属北京胸科医院　仝其广　张　健〕

107　常用的两药联合用药方案

虽然，已知联合用药有许多优点，但医生又是怎样选择两药联合方案的？现在常用的降压药有5类：利尿药（主要是噻嗪类利尿药）、β受体阻滞药、钙通道阻滞药、血管紧张素转换酶抑制药和血管紧张素受体抑制药。其他有α受体阻滞药、交感神经抑制药等。这些药物又是如何配伍的？根据临床研究证据结果，首选联合用药方案是：❶利尿药＋血管紧张素转换酶抑制药；❷利尿药＋血管紧张素受体抑制药；❸利尿药＋钙通道阻滞药；❹血管紧张素转换酶抑制药＋钙通道阻滞药；❺血管紧张素受体抑制药＋钙通道阻滞药。

可选择组合：利尿药＋β受体阻滞药。

不推荐组合：血管紧张素转换酶抑制药＋血管紧张素受体阻滞药。

其他的组合也可选用，但研究较少。比如其他类降压药与上述 5 类药物的联合，β受体阻滞药与血管紧张素转换酶抑制药等药物联合。

值得注意的是，联合降压方案有多种，一定要在专业医生指导下正确用药，千万不能自行其是。

〔首都医科大学附属北京胸科医院　全其广　张　健〕

108　降压药服用并无疗程之说

高血压治疗过程中，常见到一些患者血压高时服药，降下来时即停药，断断续续用药。有的凭感觉用药，头晕头痛时服药，没有症状时停用。还有的没有什么症状，每周吃一两次药，可有可无。有的担心服药时间久了出现药物不良反应而不敢长期服药。门诊上也常碰到高血压患者问医生，服用高血压药物多长时间？什么时候可以停药？

高血压是一种慢性病，大多数患者找不到确切病因。常提到的一些因素如肥胖、长期高盐饮食、压力大、经常熬夜、父母有高血压等情况可能与高血压发生有一定联系，但不是决定性原因。因此，一般来说高血压是遗传与环境因素相互作用的结果，难以治愈，所以高血压不能根治。

原发性高血压虽然不能"断根"，但又是可以控制的疾病。很多研究已经证明，将血压长期控制在良好水平，就可以大大减少动脉粥样硬化、卒中、心肌梗死、肾脏病等。把血压控制好，高血压患者可以像正常人一样生活、工作和学习，一样长享人生。

少数高血压可以找到明确原因，称为继发性高血压，个别可以治愈。前面已经介绍过的如原发性醛固酮增多症、肾血管性高血压、甲亢导致的高血压等，通过手术或药物方法治愈原发病，即可根治高血压。当然这需要医生进行具体鉴别。

总之，原发性高血压治疗是长期的或是终身的降压药治疗，并无疗程之说。少数继发性高血压随着病因的去除可以停用降压药。

〔首都医科大学附属北京胸科医院　全其广　张　健〕

109　高血压患者经过治疗血压恢复正常后可以停药吗

有少数高血压患者（10%～15%）有可能停用降压药，主要见于以下几种情况：

（1）继发性高血压：是指由明确原因或疾病所引起的血压升高，例如原发性醛固酮增多症、嗜铬细胞瘤、药物性高血压等。基础疾病治愈后，血压可以恢复正常，从而停用降压药。

（2）有效生活方式干预后：一些患者的高血压与不健康生活方式有明显关系，比如营养过剩、缺乏运动、肥胖、食盐摄入过多、酗酒、生活不规律等。改善生活方式后，其血压可能降至正常水平，也有可能停用降压药物。

（3）发生严重心脏疾患：高血压患者若发生心肌梗死或心力衰竭，其心脏射血能力显著降低，血压也会随之下降。这些患者可能停用降压药物。即使如此，仍要密切观察血压变化。

其余85%～90%的高血压属于原发性高血压，这种高血压目前是不能治愈的，需要长期服用降压药来控制。经药物治疗血压控制在理想水平后仍需长期坚持用药，擅自停药后血压会再次升高，严重者可导致心肌梗死、脑梗死或脑出血。在临床上，因为擅自停药导致严重后果的例子非常多，心脑血管病患者应引以为戒。随着年龄增长，多数高血压患者的收缩压（即高压）会逐渐增高，因此不仅不能停药，还可能需要逐渐增加用药品种和剂量。

〔首都医科大学附属北京胸科医院　孙　琪　张　健〕

110　高血压患者的目标血压究竟是多少

高血压的诊断标准经历了数十年的确定、修改、再确定，高血压的治疗目标血压同样经过了时间的打磨，因此是人为确定的。但是，这些标准的确定不是随心所欲，而是医学工作者的长期临床研究和临床实践的结果。目前，全世界公认的降压目标如下：

（1）一般高血压患者的降压目标应低于 140/90 mmHg，部分（包括合并慢性肾病、糖尿病、冠心病、心力衰竭患者）降至 130/80 mmHg 以下。

（2）老年（65～79 岁）高血压患者的降压目标：低于 150/90 mmHg。如患者可耐受，则可降至 140/90 mmHg。

（3）80 岁以上高血压患者的降压目标：低于 150/90 mmHg（收缩压 140～150 mmHg）。2017 年美国高血压管理指南对高血压的控制更加积极，制定的目标血压为：确诊心血管病或 10 年心血管病风险≥10％的患者，血压控制目标为低于 130/80 mmHg；无心血管病或心血管病高危因素者，将血压控制在低于 130/80 mmHg 也是合理的。

因此，高血压治疗的目标血压与年龄和靶器官是否受损有关。

〔首都医科大学附属北京胸科医院　孙　琪　张　健〕

111　老年人服用降压药时要注意什么？

老年人高血压的特点主要表现为单纯收缩期高血压更常见，血压波动性较大，易发生直立性低血压，常合并餐后低血压，常见昼夜节律异常，常与多种疾病共存，并发症多，继发性高血压较常见且易漏诊等，因此，老年高血压的药物选择及注意事项为：

（1）对每位老年患者的个体血压及合并疾病、危险因素进行认真细致评估，合理搭配 2 种及 2 种以上降压药。已证实利尿药、钙通道阻滞药（CCB）、血管紧张素转换酶抑制药（ACEI）、血管紧张素受体阻滞药（ARB）、β 受体阻滞药降压治疗的效果和益处。其中，老年人联合使用利尿药和长效降压药物疗效好，不良反应较少，利尿药可与 CCB、ACEI/ARB 联合应用以增强效果。对于合并前列腺增生或使用其他降压药而血压控制不理想的患者，可短期加用 α 受体阻滞药。

（2）为增加患者依从性，减少不良反应，需简化治疗方案，尽量选择长效、固定复方制剂等。从小剂量开始，遵循平稳缓慢适度原则，避免过快降低血压，60～79 岁老年高血压患者，3 个月内降压达标即可；≥80 岁的患者，可能需要更长一点时间血压达标。

（3）合并心脑肾疾病、糖尿病、血脂代谢异常及联合使用多种药物的老年高血压患者，更易发生药物不良反应。因此选择降压药时应更谨慎，根据患者对降压药的反应情况调整剂量或治疗药物种类，在数周甚至数月内逐渐使血压达标。若治疗过程中出现心脑血管灌注不足症状，如头晕、直立性低血压、心绞痛时应减少降压药剂量。

（4）老年高血压患者服药治疗时应注意监测血压，并需特别注意昼夜、季节变化，预防发生直立性低血压及餐后低血压。有条件应加强 24 小时动态血压监测，根据血压节律变化特点来调整用药时机，避免或减少不良反应和过度降压造成恶性事件。

（5）对于晨起血压显著升高的老年高血压患者更应强调健康生活方式的重要性，例如戒烟、减肥、限盐等。早晨清醒后不宜立刻起床，起床后活动也不宜过于剧烈，要有一个逐渐过渡的过程。对于有晨起锻炼习惯的老年高血压患者，在开始锻炼前 30～60 分钟预先服用降压药可提高安全性；休息或运动时血压控制不佳者将锻炼时间调整至下午或晚上可能更安全。

（6）高血压虽然经过联合治疗，但血压仍然控制不满意的老年高血压患者，要及时向专科医生咨询，以便排除继发性高血压。

〔首都医科大学附属北京胸科医院　孙　琪　张　健〕

112　单纯收缩性高血压如何选择降压药

成人收缩压≥140 mmHg，而舒张压＜90 mmHg 时即可诊断为单纯收缩性高血压，主要见于老年患者。按照国人的调查数据，在成年人群中，单纯收缩期高血压的患病率为 7.6％。

单纯收缩压高说明大动脉弹性低，动脉已经硬化，是心血管疾病的危险因素，它比收缩压和舒张压都高的混合型高血压患者还要严重。临床观察发现，随着年龄增长而表现的单纯收缩压增高，更难控制，更易发生卒中和冠状动脉急性事件。

单纯收缩期高血压患者，优选什么降压药？因单纯收缩期高血压是由动脉硬化引起，一般认为，动脉的硬化程度与脉压差成正比。也就是说，动脉硬化程度越高，脉压差越大。2016 版加拿大高血压教育计划和高血压指南，对单纯收缩期高血压患者的建议：

（1）初始治疗应单用噻嗪类/噻嗪样利尿药，长效二氢吡啶类 CCB、ARB；如出现不良反应，可选用其他药物替代。

（2）如已使用一种药物的标准剂量，但血压仍未达标，可以考虑加用其他药物。加用的药物应从一线药物中选取。

（3）α 受体阻滞药不推荐作为无并发症的单纯收缩期高血压患者的一线用药（A 级）；β 受体阻滞药不推荐作为年龄≥60 岁单纯收缩期高血压患者的一线用药。

卒中是我国高血压患者的主要并发症。与其他种类降压药相比，CCB 更能有效预防卒中发生，因而对于我国心血管并发症的预防意义更大。

此外，对于确诊有冠心病的患者，收缩压降至目标水平时，尤其是单纯收缩期高血压患者，舒张压≤60 mmHg 者应谨慎，因为此时心肌缺血会加重。

〔中南大学湘雅二医院　赵水平〕

113　想怀孕的妇女如何选用降压药

患高血压的妇女妊娠时，母亲与胎儿的危险均增加，因此，在妊娠前应进行血压水平、靶器官损害情况及正在服用的降压药疗效的评估。打算怀孕的高血压妇女的非药物治疗原则与一般高血压相似，一般措施包括良好的生活方式、低盐饮食、劳逸结合，消除精神过度紧张及适当镇静等，体重指数不正常者，应通过饮食控制和增加运动将 BMI 控制在正常范围。降压药的选择原则是在有效降压的同时，尽可能避免对母婴产生不良影响。关于降压药的应用建议如下：

（1）α肾上腺素能激动药：甲基多巴，200～500 mg，每日 2～4 次，由于此药在我国大陆市场很少供应，实际应用较少。幸运的是，香港药店有此种药物供应。

（2）β受体阻滞药：❶拉贝洛尔，50～100 mg，每日 3 次，最大量为每日 400 mg，降压作用显著且不良反应较少，故可优先考虑选用。❷美托洛尔，25～100 mg，每日 2 次。

（3）钙通道阻滞药：❶硝苯地平，5～20 mg，每日 3 次；或缓释制剂，10～20 mg，每日 2 次，或控释片 30 mg，每日 1 次。❷新近研究发现，尼卡地平对于妊娠期高血压疾病患者也具有较好的有效性与安全性。20～40 mg，每日 3 次。

应注意，ACEI 和 ARB 类药物在妊娠期属于禁用药物，正在服用此类药物的慢性高血压妇女在计划妊娠前 6 个月内应停止服用。关于利尿药，一般不用于妊娠妇女，除非合并有心力衰竭可短期使用。

上述单药治疗选择的顺序是首选甲基多巴，其次拉贝洛尔，再其次硝苯地平（长效制剂）。如果单药血压控制不满意时，需考虑联合应用降压药，任何两种药物或三药同时使用均可。经药物治疗后血压仍 ≥ 150/100 mmHg 或有蛋白尿者建议暂缓怀孕。

需要提示的是，对妊娠期高血压疾病患者而言，目前没有任何一种降压药是绝对安全的，因此选择药物时，应权衡利弊，并在给药前向患者进行充分说明。

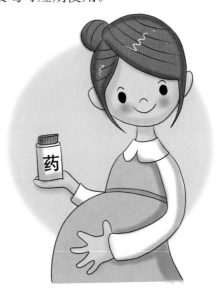

妊娠期高血压疾病患者需选择合适的降压药

〔首都医科大学附属北京胸科医院　孙　琪　张　健〕

114　高血压患者需要吃阿司匹林吗

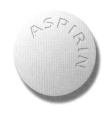

阿司匹林药片

高血压是冠心病的危险因素之一，会造成全身血管损伤，甚至会导致卒中、心肌梗死、外周血管闭塞性病变等严重后果。而阿司匹林具有对抗血小板活性的作用，对于预防心脑血管疾病有明确的作用。迄今为止，全球已经有 200 多个大规模的临床研究证明了阿司匹林的有效性，已有超过 30 个国家和地区批准阿司匹林用于心脑血管事件的一级预防。

那什么时候、什么条件下就该考虑吃阿司匹林了？吃多大剂量合适呢？

对于高血压患者，首先血压应控制达标（＜140/90 mmHg），如果还有下列任何情况之一就应当服用阿司匹林每日 75～100 mg，如心绞痛、心肌梗死病史；有脑血栓形成、短暂性脑缺血发作病史；有闭塞性周围动脉粥样硬化病史。当然，如果阿司匹林不能耐受，可以改用氯吡格雷每日 75 mg。

没有上述情况的高血压患者，如果有以下情况，也推荐服用小剂量阿司匹林，比如高血压合并左心室肥厚、颈动脉斑块、肾功能异常等；或合并 2 型糖尿病。

另外，也有专家学术团体建议高血压患者有下列情况或两种以上情况者应当服用阿司匹林：❶男性≥50 岁或女性绝经期后；❷糖尿病；❸高胆固醇血症；❹肥胖（体质指数≥28 kg/m²）；❺早发心脑血管疾病家族史（男性＜55 岁，女性＜65 岁发病史）；❻吸烟。

如果没有出血倾向和其他禁忌证，可以长期服用阿司匹林。建议每日服用阿司匹林 75～100 mg，每日 1 次，肠溶片为好。

应当知道，阿司匹林最多见的不良反应是胃出血，虽然目前服用的都是肠溶片，但仍有部分在胃内溶解，一般服后 2 小时胃内溶解率可达

10％，虽比非肠溶制剂胃肠反应少60％，但每天服100 mg的肠溶片也有0.12％的消化道出血率（即每900人服用1年后出现1例消化道出血）。所以长期服用阿司匹林者要关注自己大便的颜色，随时了解是否有消化道出血。

另外要注意的是，有血尿酸增高的高血压病患者慎用。还要注意长期服用阿司匹林的患者如因手术、拔牙、出现出血或过敏、不遵医嘱等突然停药，会在短时间内诱发新的心血管事件，停用时应十分慎重。

〔首都医科大学附属北京胸科医院　吴航宇　张　健〕

115　过高的血压难降下来的原因有哪些

临床工作中，经常遇到患者说："我用过很多降压药，但是血压还是降得不多或者几乎不降。这是为什么呢？"

高血压控制不好，原因众多，从患者角度分析最有可能的原因如下：

（1）用药单一，剂量不够：不少高血压患者，不管血压高低，老是只吃一种药物，即使服用两种或两种以上的药物，也是大打折扣，不遵医嘱。个别中重度高血压患者，竟然只服用1/4甚至1/8的药物剂量，完全不顾降压效果如何。

（2）依从性差：少数高血压患者期待快速降压，恨不得3～5日之内血压就恢复正常，如果不如意，又去道听途说服用别人认为有效的药物。需要了解的是，有些药物起效较慢，用药2周内才有确切效果，而直到4周方达到最大药效。

（3）饮食不当：个别患者饮食中的盐太多，前面已经介绍过，过多盐分摄入会把水分过多地停滞在体内，造成体内水潴留、血容量增高、阻力加大，从而导致血压难以降低。还有长期饮酒多的人，酒精在体内损害动脉血管使动脉硬化，也会造成血压难降。

（4）紧张焦虑：有些人对高血压认识错误或因为其他精神创伤或应激，过度担心或焦虑，结果交感神经处于紧张状态，使得体内血管处于收

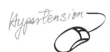

缩状态，进而血压久治不降。

除了上述原因以外，还有超重或肥胖、缺乏体力运动等都可能是高血压控制不好的原因。还有可能其他疾病合并用药影响血压，比如消炎镇痛药、皮质激素等。

当然，患者的血压总是控制不好还有医生方面的原因，是不是没有发现继发性高血压而一直当原发性高血压治疗呢？因此高血压控制不好的原因有很多，医患双方都要仔细鉴别。

〔首都医科大学附属北京胸科医院　吴航宇　张　健〕

116　降压治疗开始很有效但后来效果差的原因有哪些

张爷爷，72 岁，大学退休教师，高血压病程近 20 年，冠心病支架植入术后 12 年。近 12 年来一直门诊随诊。各种相关药物治疗规范，其中降压药物 3 种，平时家庭自测血压一直维持在 130～140/70～80 mmHg，日常体力活动不受限制，自身感觉良好，一直持续到 1 年前。近 1 年来血压控制不好，自称生活习惯并无明显改变，但是同样的药物却降压效果差，血压逐渐增高为 160/100 mmHg，他为此焦急，反复就诊。这是为什么呢？

一般认为有很多原因可以导致血压控制不良，比如饮食结构不合理、焦虑紧张、肥胖少动、睡眠不好、睡觉时严重打鼾所致的呼吸短暂停顿现象，还有药物使用不当、诊断可能错误，等等，这些对张爷爷来说都不存在。但是，去年体检，他被告知有糖尿病，并接受降糖药物治疗，平时血糖监测结果满意。

是糖尿病使张爷爷的血压变得不那么容易下降了吗？可能有关！但是还需要检查有无更加重要的原因：继发性肾动脉狭窄是首先要考虑的！因为动脉粥样硬化是一个全身性的病变，既然心脏的冠状动脉因为严重粥样硬化狭窄已经植入了支架，肾脏动脉也同样可以受到牵连。

随后主动脉全程 CT 造影检查报告：左肾动脉可见动脉粥样硬化斑

块，最严重处狭窄 75%，证实了医生的预先诊断。当然在肾动脉支架植入术后，患者的血压又变得像先前一样平稳下降，保持达标！

总之，血压控制不好的原因多种多样，具体患者具体分析。

〔中南大学湘雅二医院　黄全跃〕

117　降压药需要定期更换品种吃吗

与抗生素类似，降压药也有很多种类，于是乎，很多似是而非的谣传臆想，却能蒙蔽相当一部分老百姓。比如：治高血压开始不能用"好药"，否则再高了就无药可用了；老吃一种降压药不好，用一段时间就要更换，否则会产生耐药。

降压药真的需要经常更换着吃吗？众所周知高血压是要长时间服用降压药的，以此来稳定和控制血压。当一种降压药服药时间长了，患者就会认为有耐药性，会产生不良反应等不利影响，就想换药，其实这是一大治疗误区。

高血压患者服用一种降压药之后，如果这种降压药没有什么不良反应，而且药效还挺满意的话，是不必经常更换降压药的。只有在用了该药后，疗效不佳或出现不良反应，医生才会考虑换药。如果是降压疗效不够，血压未降到正常，但是没有不良反应，可能是剂量不足，就适当增加剂量。如果剂量已达足量，不能再增加，可能就要加另一种降压药，二药合用。如果有不良反应，且无法耐受，那就必须停用，改用其他种类降压药。

经常性随意更换降压药其实弊端多多。原来你服用一种降压药，是医生经过好几次诊疗调整，已摸索出你的合适剂量，取得很好疗效。如果经常更换，那就要经常摸索剂量，不断调整。是否你对任何一种降压药都能取得同样的良好疗效，而又没有不良反应，也只能在实践中来验证，无法预测。这种不断调换，不断摸索剂量，有什么意义呢？

除此之外，大家还要特别认识一点，就是我们每一个人的身体体质不同，对于一种药物的反应性也是不同的。比如一种降压药对这个高血压患者有效果，而对另外一个高血压患者可能就没有疗效。

由此，高血压患者吃的降压药最好不要经常性调换，除非医生对此方面有要求。退一步说，即使你想更换降压药，也一定要找专业的医生来解决。由于每个人的高血压情况不同，所以吃的降压药种类也会有区别，患者之间也不要随意互换降压药。

再次强调一下，并不是说降压药种类不能换，关键是要在医生指导下正确更换。那么降压药什么情况下才需要换呢？

如果用药一段时间后血压控制不住，联合用药仍不达标，或者出现了一些不良反应比如干咳、头痛、水肿、血肌酐升高等严重的不良反应，此时应该更换药物。但如果平时用得好好的，贸然因为"听说那个药更好更高级""朋友都说这个药好"诸如此类的理由自行换药，那肯定是不对的。请相信专业的医生，不要道听途说，更不能被所谓包治百病的江湖秘方、偏方蛊惑。

〔首都医科大学附属北京胸科医院 吴航宇 张 健〕

118 降压药对肝、肾功能有损害吗

很多高血压患者不愿意服用降压药，认为长期服用降压药会"伤肝、伤肾"，那么，降压药到底对肝、肾功能有多大损害？

口服的药物进入体内通过两条途径排出：一是经过肝脏分泌胆汁排入肠道，绝大部分随大便排出，少部分又被吸收回肝，周而复始形成所谓的肠肝循环；二是吸收入血进入全身血液循环，通过肾脏从尿液中排出。有的药物只从肝脏中通过，几乎不在其中分解代谢，有的药恰恰相反，只有极少部分从尿液中排除，几乎绝大部分在肝脏中分解代谢。

目前使用的大多数的降压药，均经过肝脏代谢，因此，对于肝功能严重受损的患者，通常需要减少药物的剂量。但对于肝功能正常的患者，降压药物引起肝功能损害属于极罕见并发症，其主要表现为转氨酶增高或黄

疸，通常可通过停药恢复，只要发现并处理及时，几乎没有因为服用降压药导致永久性肝功能损害的情况。因此，对于绝大多数患者，降压药物具有良好的肝脏安全性，可以放心服用。

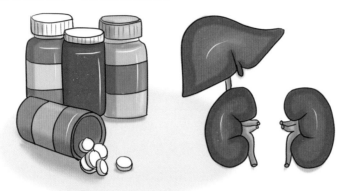

口服药物一般通过肝脏和肾脏排出

对于肾功能正常患者，降压药具有良好的肾脏安全性。尤其是钙通道阻滞药，如氨氯地平、硝苯地平等，其肾脏安全性极佳，即使肾功能异常患者也可放心使用。还有一类常用的降压药，属于 ACEI 的卡托普利等普利类药物，以及属于 ARB 的氯沙坦等沙坦类药物，这类药物对于肾功能正常或轻度异常患者，能够预防肾功能损害，具有肾脏保护作用。但对于肾功能严重受损的患者，或有双侧肾动脉狭窄的患者，却有可能加重肾功能损害。如果选用这类药物，应在专科医生指导下使用，并定期监测肾功能，千万不能自作主张或道听途说。由于长期高血压得不到控制，会严重损害肾功能，甚至导致肾衰竭。因此，良好地控制血压，能够显著减少肾功能损害的并发症。

〔首都医科大学附属北京胸科医院　张　健　石宇杰〕

119　降压药对性功能有影响吗

高血压本身即可以导致性功能障碍，有数据显示，高血压本身导致性功能障碍比例约 9%。而不同的降压药对性功能的影响各不相同。利尿药

Hypertension

（如氢氯噻嗪），可引起男性勃起功能障碍、性欲下降以及射精障碍。β受体阻滞药（如倍他乐克）主要导致男性勃起功能障碍及性欲下降。而钙通道阻滞药（如硝苯地平），主要引起性欲下降以及射精障碍。以上药物都有一定导致性功能障碍的可能。但其发生率相对较低，利尿药导致性功能障碍的比例约 13%，而 β受体阻滞药引起性功能障碍的比例约为 26%。但这些不利影响，可通过停药或换药而改善。另一类药物如 ACEI 如卡托普利等，对性功能则无特殊影响。还有些降压药对性功能障碍还有改善的作用，如 α受体阻滞药（如哌唑嗪），能够改善射精障碍。而国外有研究表明，缬沙坦在降压的同时，能够从勃起、性欲以及射精几个方面改善性功能。由此可以看出，降压药对性功能的影响大相径庭，部分降压药可以引起性功能障碍，但其发生率均相对较低。而另一部分降压药对性功能无影响，甚至能够改善性功能。在选择降压药时，还是应当根据整体病情综合考虑，当出现因服用降压药导致性功能障碍时，可通过停药或更换药物得以改善。

〔首都医科大学附属北京胸科医院　张　健　石宇杰〕

120　哪些药物可导致血压升高

有些药物能够引起血压升高，对于高血压患者来说，服用这些药物时就应格外注意，否则可能导致血压突然升高或控制不佳。那么，究竟哪些药物会引起血压升高呢？

首先是口服避孕药，部分妇女在服用后数月至数年可引起血压升高。其机制可能同雌激素含量过高有关。大部分患者停用避孕药后，血压可逐步恢复正常。

第二是单胺氧化酶抑制药，常见的是肼类抗抑郁药，其代表药物有苯乙肼、反苯环丙胺。它的主要机制是拮抗单胺氧化酶，阻碍了儿茶酚胺类物质的灭活，导致血管收缩。这类患者往往血压骤然升高，可伴有高血压危象，甚至引起脑出血等严重并发症。对于这类药物引起的高血压，可使用酚妥拉明治疗。

第三类是激素类药物，主要是由于激素引起的水钠潴留所致。值得一提的是，我们常用的甘草片，也具有类似的作用。因此，高血压患者在服用甘草片时要格外注意。

还有常用的抗炎止痛药物，如吲哚美辛（消炎痛）等，也可以引起血压升高。还有麦角碱等眼科常用药物，可直接收缩血管，引起血压升高。

可见，有很多药物，都有潜在引起血压升高的作用。因此，对于高血压患者，如需要联用上述药物，应当找专科医生给予指导。

因此，有些高血压患者合并其他疾病需要用药，而其他专科的药物可能会导致血压升高，影响降压药效果，就诊时记得告诉医生您现在服用的所有药物，包括保健品。

〔首都医科大学附属北京胸科医院　张　健　石宇杰〕

121　哪些药物与降压药存在相互作用

降压药种类繁多，降压药之间、降压药同其他药物多有相互作用。因此，在服用降压药同时需要联用其他药物时，应当咨询专科医生或药师。这里主要谈谈一些常见、重要的药物同降压药的相互作用。

首先，常见降压药多数都可联用，降压药物之间通常具有协同效应，联合使用时可增强其降压效果，达到更好的降压疗效。但如果联用不当，有可能导致低血压出现。利尿药同 ACEI（卡托普利等）或 ARB 类（氯沙坦等）联用，可减少因服用利尿药导致低血钾的发生率。β受体阻滞药同钙通道阻滞药联用，可增加心动过缓发生率的可能。

地高辛是合并心力衰竭患者常用的强心药。当地高辛同钙通道阻滞药（如硝苯地平）合用时，可增加其血液中的浓度；当同利尿药联用时，如出现低血钾，有可能增加洋地黄中毒的风险。地高辛同 β 受体阻滞药联用，可能增加心动过缓的发生率。解热镇痛的药物（如吲哚美辛）同多数降压药联用，都可以减弱其降压效果。华法林是临床常用的口服抗凝血药，其在血液中的浓度十分不稳定，同很多药物联用都可以导致其血药浓度波动，钙通道阻滞药、利尿药等同华法林联用，均可影响其血药浓度，因此，华法林联用降压药，需定期监测凝血功能，确保凝血功能处于合理范围。ACEI 如卡托普利可增强降血糖药的效果，而利尿药（如氢氯噻嗪）则恰恰相反，会减弱降糖疗效。保钾利尿药（如螺内酯）以及补钾药物（如枸橼酸钾）同 ACEI 或 ARB 联用，可能增加高血钾风险，对于本身肾功能异常的患者，尤其要注意。建议高血压患者就诊时携带正在服用的药物外包装或说明书供医生参考，以便指导用药。

〔首都医科大学附属北京胸科医院　张　健　石宇杰〕

122　高血压患者来医院复诊前该不该服降压药

医生，我今天体检，怕影响体检结果就没有服用降压药，少吃一次降压药没关系吧？

对于高血压患者来说，服药时间并不特别讲究，最重要的是坚持服药，任何原因都不能擅自停药。很多患者因为要体检或是到医院复诊，就不吃药了，以为这样才能够得出正确的结果。这是万万要不得的，复诊时不应停药。因为医生正是要在患者长期服药、相对规律的状态下得出结论，如果结果不正常，就无法判断是因为停药还是所服药物不适合引起的。其实，无论是降压药还是降血脂药、降血糖药，都不应该在体检时停服，即使是抽血化验也是如此。

〔首都医科大学附属北京胸科医院　程　敏　张　健〕

123　高血压治疗的好处究竟在哪里

医生，我患高血压很多年了，除偶尔头晕外无任何不适，那么治疗高血压到底有什么好处呢？

世界卫生组织发布的《2012 年世界健康统计报告》显示，全球有 1/3

成年人患有原发性高血压。最新数据报告，目前全世界高血压病患者有9.72亿。大量流行病学及临床证据表明，长期高血压会显著增加老年人发生缺血性心脏病、卒中、肾衰竭、主动脉和外周动脉疾病等靶器官损害的风险，是老年人群致死和致残的主要原因。

相关流行病学研究资料显示，我国老年人中单纯收缩期高血压达21.5%，占老年高血压病总数的53.2%。在西方国家，老年人群中高血压病患病率为60%～70%，其中单纯收缩期高血压约占60%。大量流行病学与临床研究显示，与舒张压相比，收缩压与心、脑、肾等靶器官损害的关系更为密切，收缩压水平是心血管事件更为重要的独立预测因素。

降压治疗可显著降低老年高血压患者各种心脑血管并发症的相对风险。全球汇总研究资料报告，收缩压每降低 10 mmHg，舒张压每降低 5 mmHg，即使只是追踪观察 3～5 年，在此期间就可分别降低各种心血管事件的相对风险，如心力衰竭下降 50%、卒中下降 40%、冠心病事件下降 16%～21%。如果所有高血压患者都坚持规范化治疗，这种获益会更大，更持久。中国本土研究如上海老龄人群硝苯地平研究选择老年收缩期或舒张期高血压患者，降压治疗以钙通道阻滞药为一线治疗药物，降低卒中的效果更好。

上面介绍的是降压治疗的群体获益情况，是宏观数据。在现实生活中情况怎么样呢？大家可从下面的小故事中得到启示。

故事一 老张体检发现"高血压病"约 7 年，家里或药店随机测量的血压一般波动在 150～160/85～100 mmHg 之间，一直未在意。家人劝说老张去医院就医接受正规治疗，但老张拒绝了，认为自己并无太多的明显症状，或偶尔有症状忍忍就过去了，实在觉得难受了，就临时吃一片降压药缓解症状了事。但是近 1 年来，患者常于活动或情绪激动时感胸闷、胸痛，有时还伴有呼吸困难，老张有些害怕了，去医院就诊，医生初诊其有心脏受累，冠心病诊断十有八九。果然，后来的心脏超声检查提示：左室肥大、室间隔增厚；冠状动脉造影提示前降支中段 70% 狭窄。

故事二 老林于 5 年前经常出现头痛、头晕，就诊于当地医院，诊断为"高血压病",医生建议服用苯磺酸氨氯地平和美托洛尔治疗,之后患者一直规律服药,血压一直在 130～140/65～80 mmHg,现患者每年体检,心电图、心脏超声、肾脏及肾血管超声均未见异常。

可见积极治疗原发性高血压不仅可以控制血压、减轻血压波动,还可以保护靶器官,防止靶器官进一步损伤,这就是治疗的好处所在。

〔首都医科大学附属北京胸科　程　敏　张　健〕

124　每天应什么时候服降压药

在门诊看完病,到药房拿到药后,常有患者再回头问医生,什么时候服降压药好呀?传统药物治疗模式,是全天平均分配药物剂量,按固定时间给药。研究发现,就个体而言,机体的生理功能、病理变化以及药物的作用在一昼夜时间内不是恒定不变的,很多药物的药理作用与人们的生理节律或病理节律有着极其密切的关系,同一种药物在同等剂量下,给药时间不同,机体对药物的反应性和药效、毒性及不良反应也会有所不同,甚至是很大的差异。

医学上有学者正在研究不同时间段服药疗效的差别,称为时辰药理学。它是研究生物节律与药物作用、药物毒性、药物体内过程之间的关系,近年来得到迅速发展的一门学科。运用时辰药理学知识来优化给药方案,按时辰规律给药可减少盲目性,准确及时地将药物送达病灶,使给药时间与人体生理节律同步,用药更加科学、有效、安全、经济。

由于人的血压在 1 日 24 小时中,9:00～11:00、16:00～18:00 最高,从 18:00 起开始缓慢下降,至次日凌晨 2:00～3:00 最低。所以出血性卒中多发生于白天,而缺血性卒中多发生于夜间。

轻度高血压患者切忌在晚上入睡前服药,中重度高血压患者也只能加服白天量的 1/3。这是因为在夜间人体有生理性血压降低,若加服降压药,会使血压显著下降,从而导致脑动脉供血不足,在脑动脉硬化的基础上形成脑血栓。

目前，多数医生建议高血压患者应用1日服用1次的降压药（包括控缓释制剂），多在7:00给药。如果是1日服用2次的降压药，以上午7:00和下午14:00～16:00两次服药为宜，使药物作用达峰时间正好与血压自然波动的两个高峰期吻合。

如果有24小时血压监测，可以在24小时血压监测的结果指导下于高峰前1～2小时服药。如果不做24小时动态血压监测，患者可以在一日中选择4个时间点，每6小时测一次血压，连续测3日，就能够知道自己血压波动情况。由此可以推断出一个服药时间。而短效抗高血压药每日3次，第一次应该在清晨醒来，中午1时，下午6时之前最后一次。此外，无症状时也要服药（因为高血压对脏器的损害是持续存在的），不可随便停药。

附表　常见抗高血压药品种及服药时间

药物名称	空　腹	餐　时	餐　后	备　注
美托洛尔 （倍他乐克）	√	×	×	
美托洛尔缓释片 （倍他乐克缓释片）	√	×	×	最好在早晨空腹服用，可掰开服用，但不应咀嚼或压碎
比索洛尔片 （康忻，博苏）	√	√	√	应在早晨并可以在进餐时服用，用水整片送服，不应咀嚼
卡托普利片 （开博通）	√	×	×	宜在餐前1小时服用，胃中食物可使本品吸收减少30%～40%
雷米普利片 （瑞泰）	√	√	√	建议每日同一时间服用本品，本品需用液体送服，不得咀嚼或碾碎
依那普利叶酸片 （依叶）	√	√	√	本品为复方制剂
贝那普利片 （洛汀新）	√	√	√	
福辛普利片 （蒙诺，雅利）	√	√	√	

151

续表 1

药物名称	空腹	餐时	餐后	备注
厄贝沙坦片（安博维）	√	√	√	
厄贝沙坦氢氯噻嗪片（安博诺，倍悦）	√	√	√	本品为复方制剂
氯沙坦钾片（科素亚）	√	√	√	
氯沙坦钾氢氯噻嗪片（海捷亚、安内喜）	√	√	√	本品为复方制剂
缬沙坦（代文、平欣）	√	√	√	建议在同一时间服药（如早晨）
缬沙坦氢氯噻嗪片（复代文）	√	√	√	本品为复方制剂
替米沙坦（美卡素、邦坦）	√	√	√	
坎地沙坦片（必洛斯）	×	√	√	早餐后服用
硝苯地平控释片（拜新同、欣然）	√	√	√	请勿咬、嚼、掰断药片。其活性成分被吸收后，空药片完整地从肠道排出
硝苯地平片	√	√	√	无特殊要求，病情紧急，可嚼碎服或舌下含服
尼群地平片	√	√	√	
氨氯地平片（络活喜、压氏达）	√	√	√	
左旋氨氯地平片（施慧达，玄宁，左益	√	√	√	
氨氯地平贝那普利片（氨贝）	√	√	√	
非洛地平缓释片（波依定）	√	×	×	服药应在早晨，用水吞服，药片不能掰、压或嚼碎

药物名称	空腹	餐时	餐后	备注
贝尼地平片（可力洛）	×	×	√	早餐后口服
拉西地平（司乐平）	√	√	√	早晨服用较好
氨氯地平阿托伐他汀钙片（多达一）	√	√	√	食物不影响本品氨氯地平的生物利用度，食物对阿托伐他汀降低 LDL-C 的作用无影响
地尔硫䓬片（合心爽）	√	×	×	
氢氯噻嗪片	×	×	√	进食可增加其吸收量
复方利血平氨苯蝶啶片（北京降压 0 号）	×	×	√	

［注］空腹：餐前 1 小时或餐后 2 小时服药。

　　　餐时：在进餐少许时服药，然后再继续进餐。

　　　餐后：在进餐后 15～30 分钟服药。

因此，长效降压药应在早上服用。最好能根据自己的血压升高的特点调整降压药的服用时间。

〔中南大学湘雅二医院　赵水平〕

125　高血压患者发生低血压时如何处理

少数高血压患者，特别是老年人，或是已经伴发心、脑、肾损害者，在服用降压药的过程中，会出现头昏或头晕症状，尤其是在改变体位时，如从坐位突然站立起来，症状特别明显。这时，测量血压发现血压低于 90/60 mmHg。我们知道，高血压是有害的，但血压过低同样会对身体产生不利影响。

高血压患者在接受降压药治疗过程中出现血压过低或怀疑低血压症状（头晕、头痛、眼前发黑、晕厥等），应及时找医生调整治疗方案，视情况减少药物种类或减小药物剂量。已经患有冠心病者，更要注意低血压的问题，因为舒张压低于 60 mmHg 可能会减少心肌供血，对患者产生不利影响。遇到这种情况应该及时咨询医生。

老年人因有动脉粥样硬化病变，导致身体血压调控能力下降。同时，有些老年高血压患者是因服用降压药不当而造成的。患有直立性低血压的老年人容易突然跌倒而骨折，甚至是意外死亡。严重的低血压还能增加脑梗死和心肌缺血的风险。

季节性低血压在天气炎热的夏天较为常见，因出汗过多导致血容量减少，加之血管扩张而出现血压降低，患者可有暂时性的头痛、头晕、胸闷、气短等症状。

老年人要特别重视直立性低血压的预防。高血压患者一定要在医生的指导下服用降压药，不要随意更换降压药的种类和剂量；平时要注意变更体位时的速度，比如起床或由坐位起立时不要过急过快。餐后低血压者，可尝试餐前适量饮水、餐时不要饮酒、餐后适当休息、少食多餐等措施。如果症状长期得不到缓解，就要及时去医院诊治。

〔中南大学湘雅二医院　赵水平〕

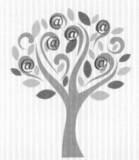

第 六 篇

高血压认知误区

126　我体质好，高血压顶得住

"医生，虽然我血压高，但是我的体质很好，就算有高血压我也顶得住。"

当医生在门诊看一例新诊断的高血压患者并建议他/她服药时，会听到患者这样的回答。我不知道患者为什么会认为自己的体质足以好到对抗高血压？但是，我曾在急诊室看到高血压合并脑出血的老年人或中年人被家属送到医生面前，往往患者已经口不能言，生命垂危。只能由家属代述数年前曾发现的高血压病史。家属对患者的突然发病常常充满疑惑："他/她虽然血压高，但是体质很好，为什么一下子会变得这样严重？"看来，老百姓们朴素地认为体质好足以抵抗高血压。然而，残酷的现实给了人们一个又一个响亮的耳光，而且，没有后悔药可吃。

高血压与体质好不好没有关系。经常看到一些高血压患者红光满面，声若洪钟，体质很好的样子，有经验的医生很容易通过相貌大致判断出哪些初次见面的患者是否有血压升高。绝大多数的高血压患者不会感觉到任何不适，只有少数患者会感到头晕或头痛，所以完全意识不到自己所处的危险境地。由于没有不适的感觉，患者会盲目地"相信"自己能够顶得住每日 24 小时、每小时 60 分钟、每分钟 60～100 次的高压力对心脏、大脑和肾脏血管的不停冲击。长此以往，直到某一天，高血压引起了心、脑、肾的并发症——左心室肥厚、心力衰竭、卒中、尿毒症等，而不得不被紧急送往医院，相当一部分患者因此而致残，甚至致死。

如果医生告诉高血压患者，从现在开始调整生活方式、按时服药、控制好血压，可大大降低未来发生心力衰竭、卒中、尿毒症的风险。如果不治疗、不控制好血压，将来的某一天当同龄人在快乐地跳着广场舞时，你也许只能无奈地躺在医院的病床上。即使是一个铁打的汉子，在高血压这种无声地、24 小时不间断地冲击下，也会在某一天轰然倒下。两相对比，任何一位患者都会做出正确的选择。

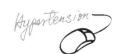

所以，千万不要说"我体质好，高血压顶得住"。

〔中南大学湘雅二医院 刘 玲〕

127 先不吃药或吃便宜药，免得以后无药可吃

"医生，我现在血压不是特别高，可以先吃便宜点的降压药吗，等血压高了再吃贵的。"

在门诊，医生经常听到患者问到这一类的问题，这主要是因为患者对降压药的重要性及有效性的认识还不够，认为血压不是特别高就不用吃降压药，或者单纯地认为降压药的效果与药物价格成正比。其实，这样的观点都是不正确的。

高血压作为一种慢性疾病，能造成全身各个器官（如心脏、大脑、肾脏等）的损害，引起冠心病、卒中、肾功能不全等疾病，严重威胁人类的健康。即使是轻度的血压升高，只要时间一长，一样会发生严重危及生命的并发症。例如，一个45岁中年人在发现血压高之后坚持不服药，再过5～10年，他全身的血管硬度就会明显增加，甚至超过一部分70岁的老人。为了减少各种并发症的发生，常常需要使用降压药将血压控制在一个理想范围，因此，仅仅因为血压不是特别高就认为吃降压药是没必要的观点是不恰当的。

一方面，降压药种类众多，各类降压药又可分为不同的品种。每一种降压药价格不一，而且不同厂家生产的同一种降压药价格也会有差别。另一方面，每种降压药的降压效果除了与药品本身的性质有关外，还很大程度上依赖于患者对药物的敏感性以及患者是否有药物不良反应。不同的患者对于同一种降压药的反应性可能相差很大。一些患者可能血压波动大，对价格稍昂贵的长效降压药反应性更好。另一些患者可能属于盐敏感性的高血压，使用便宜的利尿药降压反而效果更佳。还有一些患者心率快、舒张压高，更适合选用具有减慢心率作用的β受体阻滞药。因此，单纯地认为价格昂贵的降压药降压效果就好，便宜的降压药降压效果就不好是不恰

当的。要因人而异。应该由医生根据每位患者的具体情况来用药。

〔中南大学湘雅二医院　徐　进　刘　玲〕

128　我这么年轻就要吃降压药，那以后药物还会有效吗

"医生，我还年轻，我不想现在就靠药物降压而成为药罐子，从今以后我注意饮食、多运动、改变不好的生活方式，可以吗？如果现在就服药，那以后药物对我还有效吗？"

现代人们的生活方式不断发生改变，出门坐车，在家电视、手机或电脑相伴。尤其是中青年人最关心的是事业，忽略健康，最容易有不健康的生活方式：如久坐不动、吃喝应酬、体重超标、烟酒不断、工作压力大导致心理负担重、熬夜失眠等，造成当前中青年高血压发病率速增，严重威胁健康，中青年猝死事件频频发生。

如今，很多年轻患者都存在着这样的认识误区，诊断为高血压后，不愿意服药，担心降压药会产生"耐药性"，用得太早会导致以后用药无效。其实降压药不会产生耐药性和依赖性，很多人停药后出现血压升高，并不是产生了"依赖性"，而是本身的血压就是那么高。要知道早期的轻度高血压，可以通过严格控制生活方式来达到降压目的，其他患者都是越早服药治疗获益越大。血压升高损害全身的各种血管，损害心眼脑肾等多个器官的功能，高血压常见的并发症是卒中、心脏病、肾脏病、外周血管病、眼底病。70%的卒中和50%的心肌梗死与高血压有关。所以，血压控制得越早，能越早地保护血管，预防心脑肾损害，其远期预后越好。不要等到发展到脏器损害时再用药，只能后悔自己失去了最佳的治疗时机。

还有值得注意的是中青年发生的高血压需要排查继发性因素，如果是，那么解决原发病，血压有可能恢复正常。

所以"降压是硬道理"：早降压早获益；长期降压长期获益；降压达标将高血压患者的心血管风险降到最低，最大获益。中青年尤其要坚持服药，以达到最大获益。

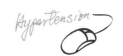

因此，中青年高血压患者虽然要注意饮食、运动及生活方式的改变，但血压仍高的患者必须早期、长期、规律服药。

〔中南大学湘雅二医院　林秋珍　刘　玲〕

129　我多运动，争取把高血压降下来

"医生，我听别人说得了高血压可以不吃药，通过运动的方式就可以把血压控制下来。有高血压以前我运动得很少，以后我多多运动，高血压一定能被控制住吧？"

门诊医生在询问患者过去有没有高血压，吃什么降压药的时候，常常会听到患者说自己有几十年的高血压了，没吃过降压药，主要是通过运动来控制血压，例如每天跳广场舞、打乒乓球、跑步，等等。其实，高血压患者只要运动就能降血压的想法是不正确的。运动不一定能够降血压，有时候还可能会引发严重心脑血管意外。通过运动来降压只适用那些临床上无心、脑、肾等重要器官受损的患者或伴有轻度器官受损但病情尚稳定的高血压病患者。对于那些病情不稳定、出现严重并发症及运动中血压过度增高的患者，全都不能采用运动的方法来降压。

另外，通过运动降压是需要讲究方法的，并不是所有的运动对高血压患者均合适。就运动类型而言，应尽量避免选择无氧运动（如快速跑步等），因为这一类运动会导致血压快速且大幅升高，这对高血压患者来说是十分不利的。除此之外，步行、慢跑、骑自行车、游泳、慢节奏交谊舞或体操等都是不错的选择。就运动强度而言，每日运动总时间为 30～60 分钟，每周运动 3～7 日，运动强度以停止活动后心率在 3～5 分钟内恢复正常为准。

所以说，高血压患者不能通过单纯、盲目地运动来降血压，主要与高血压病的严重程度、运动类型和运动强度有关。

〔中南大学湘雅二医院　张诗岚　刘　玲〕

130 "饭后百步走，活到九十九"是真的吗？

俗话说"饭后百步走，活到九十九"。这种说法并不正确。

高血压患者在进餐后，血压并不一定就会升高，这取决于患者的饮食与进食方式或速度。如果患者吃得很咸，摄入的钠盐过多，可能导致餐后血压升高。其次，如果患者进食速度很快，或者进餐时过度兴奋，高谈阔论，交感神经兴奋会引起每分钟的心跳加速，每分钟的心输出量增加，也可能升高餐后血压。第三种情况是，患者进食过多的油腻食物，导致血黏度增加，心脏为了能够推动黏滞的血液而加强收缩，也可能导致血压升高。如果在这种血压升高的情况下去运动，有可能存在一定的风险。

即使餐后血压不升高，也不宜在餐后马上运动。餐后胃肠道需要大量血液消化吸收食物，心脏工作强度加大，心脑肾重要脏器的血液供应生理性减少。如果餐后再去运动，可能进一步加重心脏的负担，出现一些不适，例如诱发心绞痛。曾诊治过一位高血压患者，平时日常活动无不适，一旦饱餐后走动 100 m 以上，就感到胸痛不适，以至于后来他养成了餐后休息半小时以上再走动的习惯。

因此，饭后不仅不宜马上运动，更不宜做剧烈运动。以免影响胃肠道消化食物，也避免增加心脏的负担。

〔中南大学湘雅二医院　刘　玲〕

131 我先不吃降压药，等不舒服时再吃

"我明明现在没有哪里不舒服，为什么要吃降压药呢？"在门诊，我们经常会听到很多患者问医生这个问题，这些患者平时往往没有自己监测血压的习惯，甚至不知道血压多高叫高血压。有些即使在体检时发现血压升高，但因为没有出现不舒服，而常常选择不吃药，特别是很多年轻人。

其实这是个很大的误区。高血压的定义是：在没有吃降压药、安静休

息的时候，不同天测量 3 次血压收缩压≥140 mmHg 和/或舒张压≥90 mmHg。很大一部分高血压患者早期是不会出现哪里不舒服的，但需要明白没症状不代表没伤害。在高血压早期，血管就已经开始受到损害，加上高血压是一种缓慢起病的过程，这使得血管损害以一种察觉不到的方式一步一步慢慢加重，等出现症状的时候，往往血管的损害已经不可恢复了，甚至已经出现心脏、大脑、肾脏、眼睛等其他器官的严重损害，这个时候再去吃药，事倍功半，不仅自己遭受了身心痛苦，而且还给家庭带来了沉重的经济负担。

高血压就像"隐形杀手"一样潜伏在患者体内，其对身体的损害是慢性、隐匿的不可逆过程。因此对于高血压，早期预防和早期治疗是关键。一旦确诊为高血压，就应到正规的医院，在医生的指导下，选择合适的降压药物进行治疗，防微杜渐，及早服药，预防并发症。

〔中南大学湘雅二医院 向群艳 刘 玲〕

132 我间断地服用降压药，免得产生耐药性

"医生，我这些天的血压都是正常的，降压药可以停药了吧？"这类患者的服药方法是血压高了就服药，一旦血压降低了便停用；或者一种降压药用了一段时间后，不顾效果如何，又想换种新药试试。他们之所以这样做有很多原因，但其中主要的一点是担心某种降压药服用时间长了会产生耐药性。

其实，这些做法对有效地控制高血压非常不利，只要简单地了解一下高血压发生的有关原因和降压药的作用机制，就会知道这种担心是没有必要的。降压药不同于抗生素类药

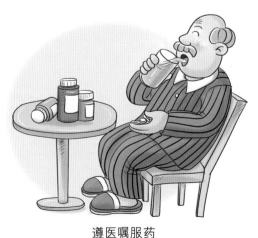

遵医嘱服药

物，即使在治疗一个阶段以后，血压暂时得到控制，并不意味着机体的血流动力学异常已自行纠正，机体的血压调控机制得到了恢复，而是依靠药物才获得的结果。由于药物在人体血液中滞留很短时间后就会被代谢和排泄掉，所以需要不断地补充以保持一定的药物浓度，使血压能维持在正常水平。因而，不要担心因长时间使用某种降压药而产生耐药性。

降压药使用的正确方法应该是坚持长期规律性服药。当服用的降压药物能有效地控制血压时，就应该坚持继续服用，不要因一时的血压波动而更改药物或剂量。即使经过一个阶段的治疗，血压能控制在正常范围，也应在医生的指导下观察一段时间后再逐渐减量。只有坚持规律服药才有助于平稳控制血压。间断服药血压容易波动大，对心脑肾等靶器官的损害也会加大。

〔中南大学湘雅二医院　田　丰　刘　玲〕

133　药物都有不良反应，不吃为好

"医生，我这个血压高了得吃药，但是'是药三分毒'啊，吃了药会有不良反应，不吃可以吗，我改善生活方式行吗？"

高血压的治疗包括非药物治疗与药物治疗两个方面，两者相辅相成，缺一不可。当单纯的非药物治疗不足以使血压达标时，或者血压明显升高，都需要降压药的治疗。目前，医院能够买到的降压药都是有大量药物临床观察的数据检验过药物安全性的。只要患者能够正确地服用，完全可以发挥出药物的疗效，同时尽量减低或减小发生不良反应的风险。

当然，任何药物都可能有不良反应。譬如，在以数千人计的大样本人群的临床药物观察中或者药物正式上市广泛使用以后，即使只有几个人发生某种治疗以外的不良反应如咳嗽，那么，咳嗽也会成为某类药物说明书中的不良反应，但实际上，咳嗽的发生率很低，如果因为担心还没有发生的药物的不良反应而不服用原本十分需要的降压药，岂不是因噎废食。

人们已知道，长期的高血压能引起心、脑、肾和主动脉等靶器官的损

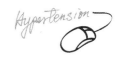

害，况且高血压还经常与其他危险因素，比如肥胖、糖尿病以及高胆固醇等狼狈为奸，进一步损害人体健康，而降压治疗能显著降低心力衰竭、卒中、冠心病的风险，而单纯地改善生活方式降压效果有限，往往需要降压药物的帮助。

另一方面，药物的不良反应是客观存在的，但是不要被说明书上的不良反应条目吓坏了而不敢吃药进而耽误了病情，我们要做的就是留心可能出现的不良反应，必要时或复诊时告知您的医生，请医生从专业的角度帮您调整治疗方案。总的来说，我们常用的降压药都是经过长期临床实践考验的，安全性还是比较高的。

辩证地说，不是每位患者都会出现说明书中的不良反应，也不能因为担心可能发生的不良反应而拒绝服用降压药。因为高血压对生命的威胁远远超过降压药可能带来的不良反应。

〔中南大学湘雅二医院　陈彦乔　刘　玲〕

134　喝酒真能降血压吗

"医生，我平时就爱喝点儿小酒，有时喝完酒之后测血压发现血压居然降低了，那我平时可以多喝点酒辅助降压吗？"

人们常说多喝红酒有益身体健康，它具有预防心血管疾病、抗癌、抗氧化、免疫调节等作用。那么喝酒是否真如大家所说的能有效降低血压呢？首先我们必须清楚，酒类中主要成分是乙醇。饮酒后，乙醇经口腔、食管、胃、肠等器官直接通过生物膜进入血液循环，随后被肝脏中的乙醇脱氢酶氧化代谢成为乙醛。而乙醛具有毛细血管扩张功能，皮下毛细血管扩张后，血液淤积在外周，便会出现喝酒后脸红以及"饮酒后血压下降"的假象。

尽管有研究指出少量饮酒者的血压比不饮酒或戒酒者低，但每天摄入酒精30 g以上者，血压会随着饮酒量的增加而逐渐升高。而且低剂量的乙醇摄入虽然可在一定程度上降低血压，但尚无研究表明其对心血管系统是否具有保护作用。换言之，适量的饮酒对高血压有一定的预防作用，但不建议任何人出于预防高血压考虑开始饮酒或频繁饮酒。相反，长期大量饮酒还会引起血压的升高，使得血压随昼夜波动的节律消失，进而加快心脏、脑、肾等重要靶器官的损害。这是因为当体内乙醇含量过高时，体内去甲肾上腺素升高、肾素-血管紧张素-醛固酮系统激活而导致血管收缩，血压升高。

有研究显示，当饮酒量从每日 3～6 杯减少为每日 1～2 杯时（1 杯≈14 g 酒精），即饮酒量平均减少 67%，收缩压和舒张压分别降低 3.31 mmHg 和 2.04 mmHg。此外，酒精会干扰降压药的吸收和代谢，影响降压药的疗效，对血压的控制产生不良影响。因此对于患有高血压人群来说，戒酒对于血压的控制是十分重要的。对于有饮酒习惯的人，我国居民膳食指南建议：男性饮酒精每日不超过 25 g，也就是 750 mL 啤酒，或者 250 mL 葡萄酒或者 75 g 38°白酒；女性则不超过 15 g，即 450 mL 啤酒，或者 150 mL 葡萄酒或者 50 g 38°白酒。对于高血压人群，若有饮酒习惯，无法戒除，也应当参考以上标准，适量饮用，切忌大量饮酒而伤身。

结论是：少量饮低度酒有助于降压，但不能取代降压药；大量长期饮酒会升高血压、损害健康。

〔中南大学湘雅二医院　杜　晓　刘　玲〕

135　三七能降血压吗

笔者遇到一位患者，因头昏明显来就诊。当时测血压达 170/100 mmHg。自诉以往口服降压药，血压控制满意。最近听一些老年朋友们说，三七粉可降压，因此，近几个月来，他每天吃三七粉，停了所有降压药。

目前，有不少高血压患者在服用三七等中药降压治疗。看了上面介绍的病例，人们或许困惑了，三七能降血压吗？

三七是传统医学的一味中药，具有一定的活血化瘀、扩张血管作用，

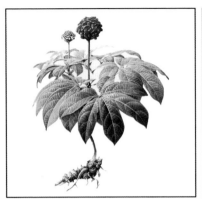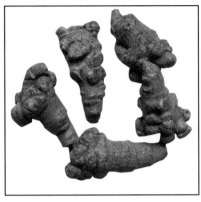

中药三七（左原植物，右药材）

也有一定的降压作用。临床上，常作为冠心病、脑梗死等心血管疾病的辅助用药，但是，我国药典和高血压指南并未推荐三七等中药作为降压药，临床工作中专科医生也不会推荐三七作为专门的降压药使用。因此，建议高血压患者应该在心血管医生指导下服用三七，而不要把三七作为基本的降压药使用。特别值得注意的是，血压控制不好的高血压患者用三七粉，还有诱发脑出血的风险。

〔成都市第二人民医院心内科　黄晓波〕

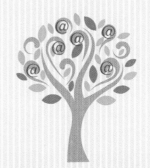

第七篇

高血压及相关情况的自我管理

136 饮食起居管理

来医院就诊的高血压患者，几乎每个人都会问医生，"要忌口吗？""什么东西不能吃啊""还要注意什么啊"等诸如此类的问题。因为门诊患者多、时间紧，医生不可能详细解释和回答所有问题，笔者多数时候也只是简单地说"饮食要清淡，要适当地运动，体重要控制好，保持良好的心态，大便要通畅，记得按时服药"等寥寥数语。高血压患者的饮食起居对于高血压的控制有一定影响，确实包含了一些学问。建议做到以下几个方面：

（1）合理饮食：对于高血压患者而言，控制每餐进食总量很重要，不宜进食过饱，做到人们常说的"七分饱"即可。严格控制食盐的摄入，炒菜尽量少放老抽、生抽、酱油之类的调味品。尽量不吃泡菜、咸肉等含盐量高的食物。蛋白质摄入要适度，如果合并肾功能不全更要严格限制，还要向肾脏病专家咨询。同时可适量摄入柑橘、香蕉、蔬菜等含钾高的食物，适量摄入高钙食物如乳制品对高血压也有一定好处。注意摄入膳食纤维较高的食物如笋类，预防便秘。尽量不吃动物脂肪及内脏。进食肉类食物要适度，建议可适当多吃鱼类食物。高血压患者一定要戒烟，限制酒精摄入。

（2）适度运动：高血压患者要坚持有氧运动，但不宜剧烈运动，尤其是那些血压控制不好的患者，也不提倡时间过长的运动。快步行走、慢跑、游泳和打太极拳都是非常适合高血压患者的运动方式，每天可运动半小时至1小时。运动

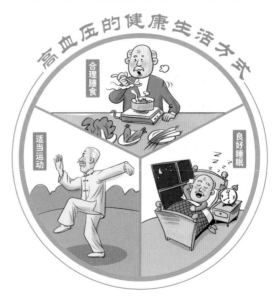

时若有不适，应尽快停止运动，及时就医。

（3）劳逸结合，心态平和：高血压患者要具备一些医学基本常识，不要过度担心疾病并因此焦虑而影响情绪和睡眠，千万不要因为失眠而夜间起来多次测量血压，那样血压一定会越测越高。注意劳逸结合，早睡早起，尽量不要熬夜，注意保持充足的睡眠，一般为7～8小时，老年人争取睡6～7小时。建议午睡半小时。避免过度劳累，放松紧张的心情，自我舒缓压力。不要过度惊喜或忧伤，及时自我调整心态，保持平和、乐观的心态。

高血压患者的饮食起居注意平衡饮食，适度运动，良好的心态和高质量的睡眠是最基本的。

〔成都市第二人民医院心内科 黄晓波〕

137 情绪管理

高血压患者需要管理情绪吗？答案是肯定的。首先让我们了解情绪异常与高血压的关系。当人体处于紧张、焦虑状态时，交感神经过度兴奋，儿茶酚胺类激素分泌增加，心率增快，心输出量增加，外周血管收缩，最终引起血压的升高。长期紧张、焦虑等会促进高血压的发生，同时容易导致高血压患者的血压波动及血压不易控制。可见情绪与血压密切相关，过度焦虑、抑郁、失眠对血压控制不利。所以高血压患者情绪控制是必要而且重要的。

现代医学的观点认为，高血压是一种身心疾病，心理因素在疾病发生发展中起着非常重要的作用。工作压力大的人群往往比那些工作压力小的人群高血压患病率高。在高血压门诊

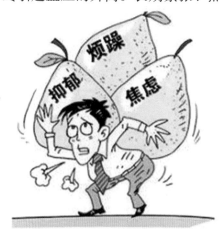

情 绪

的医生会发现，一些应用多种联合降压药治疗后，血压控制不好而伴有焦虑等情绪异常的患者，经过镇静等药物治疗，患者血压可明显改善。

受外界环境的影响，任何人都会出现紧张、焦虑、愤怒、抑郁等不良情绪，但是不能过度。高血压患者，自我调节和管理情绪很重要。工作紧张，精神压力大，可积极参加各种适度的健身活动，开展个人爱好和业余活动，松弛紧张情绪。凡事不要太计较。要有乐观的心态，积极面对压力及困境，自我舒缓压力。多和朋友交流、谈心，可以释放不良情绪。总之，一定要管理好自己的情绪。若经过一段时间仍不能摆脱不良情绪的困扰，可求助于心理医生的辅导，必要时在医生指导下可予以药物干预。

〔成都市第二人民医院心内科　黄晓波〕

138　过好性生活

性生活的过程中，人体处于兴奋状态，交感神经兴奋，心率加快，心脏负担增加，血压往往会进一步升高。有研究报道，性生活达到高潮时，收缩期血压可以升高 30 mmHg 以上，心率增加 20 次以上。因此对于血压控制不满意或心功能不全的患者，会有一定的危险。高血压患者可以过性生活，但前提是要控制好血压。对于有严重脏器功能不全的高血压患者，过性生活就要很慎重了。

首先注意性生活要适度，量力而行。高血压患者可在自我感觉无不适的情况下过性生活。性生活要有所节制，一般每 1～2 周 1 次为宜。性生活前避免饮用咖啡、酒精，避免饱餐。平时为中重度高血压的患者，建议在医生指导下，可在性生活前半小时加服一次短效降压药。对于高血压患者而言，性生活避免过于激烈，情绪不要过于激动，性生活时间不宜过长。对于长期血压控制不佳的患者，建议性生活只采取拥抱、接吻等轻柔的动作行为。如果性生活中出现头痛、头晕、心慌、胸闷、气喘等症状，应该立刻停止性生活。性生活过程中出现剧烈头痛、呕吐甚至言语或意识不清等情况，家人应尽快拨打急救电话120。

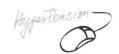

平时要坚持规则服药，满意控制血压。患者需要在心血管医生指导下，坚持长期有规律地用药，注意监测血压，每周至少监测血压 2～3 次。如有血压波动，及时就医。

高血压患者要做一些适宜的体育锻炼。日常生活中，如快走、慢跑、骑自行车、打乒乓球等，因人而异，不要过度。体育锻炼可增强体质，对于过好性生活是有一定帮助的。

必要时调整降压药，长期服用 β 受体阻滞药可能会造成勃起功能障碍，如果引起这方面问题，高血压患者可以咨询心血管医生，调整降压药。降压药引起的勃起功能障碍，停药一段时间后往往能恢复正常。

总之，高血压患者控制好血压、避免心脏功能损伤是过好性生活的基本保证。

〔成都市第二人民医院心内科　黄晓波〕

139　心率管理

目前，使用智能血压计或者电子血压计测量血压时，常会得到 3 个数值：收缩压、舒张压、心率。为什么我们要常规测量心率呢？

所谓心率，简单地说，就是每分钟心脏跳动的次数。人每一次脉搏的搏动，就代表一次有效的心脏跳动。正常情况下，脉搏次数与心率是完全一致的。心跳是否规律，以及心脏跳动的次数，是人体健康特别是心脑血管疾病患者的重要观测指标。

交感神经系统过度激活是高血压的主要发病机制之一，心率快慢常常作为评估交感活性的简易临床指标，高血压患者的平均收缩压和舒张压水平随着心率增快而增高。在一般人群或高血压人群中，心率在 75～85 次/min 或以上时心血管疾病的风险显著增加，而我国单纯高血压患者心率≥80 次/min 者占 38.2%。心率加快有可能是交感神经兴奋导致的，而交感神经兴奋与高血压又是互为因果的关系。

有研究表明，安静时心率偏快（静息心率偏快）的人收缩压和舒张压都较高，心血管疾病发生和死亡的风险也随之增加。长期高血压会损害心脏功能，从而使心率加快。科学研究发现，高血压患者伴心率增快与微蛋白尿和主动脉僵硬显著相关。这就是说，心率越快，寿命越短。

如果高血压患者的心率超过 80 次/min，就应当引起警惕，并进行管理，因为高血压患者的心跳越快，是否发生冠心病和死亡的风险也就越高，应予以重视。现如今，人们对心率是否健康很少重视。世界高血压联盟主席曾在世界高血压日呼吁，应将心率管理与血压、血糖、血脂管理并重，使其真正成为心血管疾病监测和控制的重要指标之一。

有学者认为，健康心率的 5 级标准如下。

A 级心率：55～66 次/min；B 级心率：67～73 次/min；

C 级心率：74～79 次/min；D 级心率：80～87 次/min；

E 级心率：≥88 次/min。

心率健康从 A 级到 E 级递减，A 级最健康，也是推荐健康人群最好要达到的级别，而 E 级则是最危险的心率。高血压或冠心病患者，心率达到 C 级或更低就一定要进行心率管理了。

大量临床观察证实，如果患者的心率达标，不仅能大大减少猝死、心肌梗死、卒中等恶性事件的发生，还能有效提高患者的生活质量。推荐高血压患者心率干预的切入点定义在静息心率>80 次/min 或 24 小时动态心电图平均心率>75 次/min。

（1）高血压合并慢性射血分数下降的心力衰竭患者，建议将静息窦性心率控制在<70 次/min。

（2）高血压伴心房颤动，建议将快速心房颤动心室率控制到<110 次/min。

（3）高血压伴冠心病、急性冠脉综合征静息心率维持在 50～60 次/min，慢性稳定性冠心病静息心率控制在 55～60 次/min。

（4）高血压伴急性主动脉夹层者，心率控制在 50～60 次/min。

让心率放缓，保持健康的方法：

（1）保持运动：多参加各种强度适宜的运动，能够使静息心率变慢。

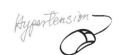

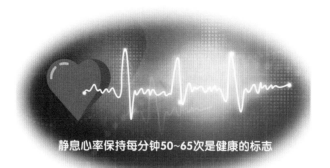

静息心率保持每分钟50~65次是健康的标志

心　率

运动不仅是锻炼身体，也是为了锻炼心功能，心功能强健了，则运动时心率加快，而使静息心率减慢。静息心率能保持在 50～65 次/min 的话，不仅是心脏健康的标志，也是长寿的标志。

（2）保持体重：肥胖是引起高血压的原因之一，也会增加心脏的负担，加快心率。因此通过健身、调节饮食减轻体重，可以同时降低血压和心率。

（3）戒烟、限酒、控盐：吸烟与饮酒均会使静息心率加快，因此高血压患者应该戒烟、限酒，同时也应在饮食上控制盐的摄入量。

（4）坚持用药、长期监测心率：在医生的指导下，坚持服用降压药，并长期监测心率，做到对自己的健康状况心中有数。建立良好的生活习惯，包括适量运动、合理饮食、情绪稳定、睡眠充足，只要严格自律也能提高高血压患者的生活质量。

因此，高血压患者要管理好自己的心率，想方设法使静息心率保持在 50～65 次/min。

〔中南大学湘雅二医院　赵水平〕

140　合并糖尿病的管理

现实生活中，经常有人同时患有两种或两种以上的疾病，特别是老年人。高血压一旦合并糖尿病，心血管风险等级就成为最高级别。这就是说，以后患心血管疾病如冠心病、卒中的可能性就大大增加了。因此，要高度重视高血压合并糖尿病的血糖管理。如何管理好高血压和高血糖呢？

临床上高血压和高血糖/糖尿病常常为难兄难弟，两者都是导致动脉粥样硬化的罪魁祸首，必须同时针对性治疗。首先把好"入口关"控制热量摄入，主食（如米饭、面食）适度控制，每日主食量在 300 g（6 两）以内。多食用富含膳食纤维的食物如笋类、蘑菇、紫菜等，多食用绿色食物。淀粉含量过高的块茎类食物如土豆、薯类和山药等要严格限制。选择优质蛋白，以牛奶、瘦肉、禽蛋蛋白、海产品等优质的动物蛋白为主。蛋白质摄入量适度，肾功能不全者更要严格控制。少吃蛋黄、动物内脏如肝脏肾脏等高胆固醇食物，少吃坚果。尽量不食用含糖的零食，除非有低血糖症状出现。

饮食控制的同时要控制好血压，对于那些年龄 65 岁以下，尚无心血管并发症发生的患者，建议血压控制在 130/80 mmHg 以内。在心血管医生指导下，药物选择优先考虑使用钙通道阻滞药、血管紧张素转换酶抑制药或血管紧张素受体拮抗药。1 型糖尿病，使用胰岛素治疗。若血糖控制不理想，可加用 α 葡萄糖苷酶抑制药、双胍类药物治疗。合并 2 型糖尿病，可予以磺脲类、双胍类、α 葡萄糖苷酶抑制药等药物治疗或皮下注射胰岛素制剂治疗，注意监测血糖，空腹及餐后 2 小时血糖均需达标。

高血压合并糖尿病的患者，因发生心血管事件如心肌梗死、卒中的风险较大，除了控制好血压和血糖，患者应在监测血脂、肝功能的基础上，在心血管医生的指导下，同时予以他汀类降血脂药治疗。

〔成都市第二人民医院心内科　黄晓波〕

141　合并高血脂的管理

高血压和高血脂常常合并存在，两者都是动脉粥样硬化的危险因素，必须同时治疗。且高血压合并高血脂的患者人数众多，这类集两种异常于一身的人，比单纯只有一种异常的人群患冠心病和卒中的风险明显增高。

因此不能忽视高血压患者的血脂异常。那高血压合并高血脂怎么办呢？

最重要的措施概括起来就是几个字：管住口，迈开腿，合理用药。

首先是"管住口"，控制主食量，多摄入粗纤维含量较高的食物，如笋类、蘑菇、绿色蔬菜及豆类。适量吃瘦的猪肉、牛肉、鸭肉、鸡肉和奶类。多吃鱼类食物。尽量少吃油炸食品，少吃坚果，尽量少食肥肉、动物油、动物内脏、蛋黄，限制糖的摄入。此外，注意不饮酒。

其次是"迈开腿"，进行适度的体育锻炼，如慢跑、快走、游泳、骑自行车、打太极拳等运动方式比较适宜，长期坚持。运动因人而异，老年人、体质差的人每次锻炼时间尽量不超过半小时。

有些高血压合并高血脂的患者，虽然经过比较严格的生活方式干预，但血脂仍然不达标，还需要加用降血脂药治疗。哪些高血压人群需要降脂治疗呢？

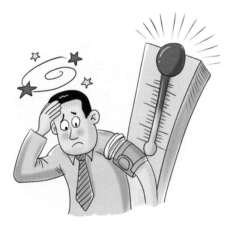

（1）经过生活方式干预 8 周以后，不论总胆固醇水平如何，只要其中的低密度脂蛋白-胆固醇水平在 2.6 mmol/L（100 mg/dL）以上。

（2）超声检查发现颈动脉有粥样硬化斑块，或有冠心病等家族史，低密度脂蛋白-胆固醇水平超过或达到 2.6 mmol/L 的患者。

（3）合并糖尿病、冠心病、卒中等疾病状态时，胆固醇超过或达到 3.4 mmol/L 或低密度脂蛋白-胆固醇水平超过或达到 1.8 mmol/L 需要降血脂药治疗。

（4）经过生活方式改善 2～3 个月，甘油三酯仍≥2.26 mmol/L，应使用药物治疗。

降血脂药的选择原则是：

（1）高血压合并胆固醇升高的患者，他汀类药物是降胆固醇治疗的首选一线药物，需在医生指导下使用。

（2）对于他汀不良反应过于明显的患者，可考虑非他汀类降胆固醇药物治疗，比如选择性胆固醇吸收抑制药如依折麦布。

（3）经生活方式改善后甘油三酯仍高于 2.26 mmol/L 的患者，如果低密度脂蛋白-胆固醇水平也没有达标，需考虑他汀类药物治疗。如果低密度脂蛋白-胆固醇水平已经达标，可在医生指导下使用贝特类、烟酸或 ω-3 脂肪酸（浓缩高纯度鱼油）等药物治疗。

〔成都市第二人民医院心内科　黄晓波〕

142　头晕如何处理

头晕和头昏有一定的区别。头昏是指昏昏沉沉，好像睡眠不足、头脑思维不那么敏捷清晰的感觉；头晕则是周围物体有移动的感觉，甚至天昏地转，可以伴有恶心呕吐耳鸣。高血压头晕/头昏的原因有很多，多数人认为，头晕/头昏的时候一定是血压过高，所以有人在事先不测血压的情况下，自己增加降压药物的种类或剂量，结果血压过低，可能导致不应该出现的后果，比如，晕厥倒地、脑梗死或心肌梗死。

因此除了高血压可以导致头晕/头昏以外，还要考虑相对低血压状态。有人盲目服药，不论有无其他身体不适（如呕吐腹泻者，血压会自动降低），不论春夏秋冬，千篇一律地服药，整天晕晕乎乎，其实是血压过低。

另外，高血压患者出现头晕还要考虑常见的良性阵发性位置性眩晕，这是耳源性头晕，即耳石症，是头部快速运动（如突然起床、翻身）至特定的位置时出现的短暂阵发性的位置性眩晕。遇到这种情况，别焦虑别紧张，慢慢恢复原来的颈部姿势，早去医院看耳鼻咽喉科医生。

当然，出现头晕、头昏时，除了注意测量血压以外，最好自己"扪心自问"，触摸心跳或触摸自己的脉搏，如果发现脉搏不整齐或者速度过快过慢，那就说明必须找时间去医院看医生了！特别要注意的是，头晕、头昏的同时，如果还有手脚不听使唤、讲话吐字不清、口角流口水的情况，这些都是中风的表现，那就别犹豫，家人赶快拨打120！

Hypertension

一句话，高血压患者头晕的原因有多种。自身能做的是关注自己的血压；摆正自己的体位；触摸自己的脉搏，以便就医时提供有效信息。

〔中南大学湘雅二医院　黄全跃〕

143　突然心慌气短的自我处理

心慌气短几乎所有人都经历过，平时运动不多的人疾步行走、快速登楼或 800 m 长跑中都会有心慌气短，不过休息片刻后（通常 5 分钟以内）这些感觉可以消失。如果高血压患者休息状态下突然出现心慌呼吸困难，要考虑如下可能：❶血压突然明显升高或降低；❷出现了新的心律失常，也就是心跳不规则或心跳速度过快；❸出现了心肌缺血也就是所谓的心绞痛或心肌梗死；❹心脏瓣膜的急性损伤。对于长期久坐或卧床的高血压患者，还要考虑肺动脉栓塞的可能。

出现上述情况怎么办？首先不要慌张，静心休息；用家用血压计测量血压，如果不是血压的问题，请立即去医院就诊！当然，如果是血压过高，酌情增加口服降压药，如是血压偏低，平卧休息，适当饮用淡盐水，暂停降压药，下次服药前测量血压。

总之，高血压合并心悸气短较为常见。静心休息和含服已有相关药物的同时可考虑寻求医生帮助。

〔中南大学湘雅二医院　黄全跃〕

144　在家突发急性胸痛怎么办

胸痛的原因众多，对于胸痛，患者首先要明白自己胸痛的位置，是胸壁表面痛还是内部痛？胸痛的部位是固定的还是游走不定或胸痛范围越来越大？与呼吸、进食有关吗？与活动用力有关吗？胸痛的时候呼吸受影响吗？胸痛的同时出汗吗？胸痛的同时上肢或四肢发冷发酸吗？胸痛的时候打嗝反酸吗？

如果胸痛位于胸部表面，触摸局部有固定的压痛位点，一般不用着急，多为胸壁上的疼痛，如非特异性肋软骨炎症，或肋间神经肌肉感觉过敏，它会有自限性，意思是不用治疗，随着时间的过去疼痛会自动消失。

不论何时，如果胸痛位于胸骨后面或心前区，或者虽然不是疼痛而是闷胀不适或是石头压迫感，持续时间 1～20 分钟不等，有的伴有出冷汗、上肢发胀发麻或发凉，别大意，这就是所谓的"冠心病心绞痛"，时间再延长胸痛不缓解的话就可能演变成了"心肌梗死"；别犹豫，立即呼叫120，因为时间就是心肌！

还有少见的情况，比如心脏瓣膜的急性损害——二尖瓣腱索断裂、主动脉窦瘤破裂均可引起突然急性胸痛和呼吸困难。这些也必须尽早就医，早期处理！

至于夜间胸痛或饥饿时胸痛伴有打嗝吐酸水，吃点东西就能缓解，很可能是消化性溃疡或反流性食管炎。当然，也要抽时间去看看消化科医生。

胸痛的原因多种多样，如一旦胸痛伴有气促、出汗、伴其他部位疼痛、眼前黑矇等要高度重视，立即去医院就诊！

〔中南大学湘雅二医院　黄全跃〕

145　喝擂茶也易发生高血压

擂茶是一种特色饮品，起源于古代中原，流传至广东、湖南、江西一带。擂茶一般是用茶叶、大米、黄豆、花生、芝麻、生姜、菊花等按一定比例放进陶制土钵用茶枝做成的圆头木棒，按口味喜好加盐或糖，再加少许水细细地研碎，磨成泥状后，冲开水和匀。喝起来清香可口。但是，就是这美味的擂茶，却与高血压扯上了关系。

有一次，医院组织下乡义诊。医生们前往各个村子给乡亲们诊察疾病，检查身体，量血压便是其中一项。医生们惊奇地发现，有一个村子的村民血压普遍偏高。但是，这个村子的村民，跟附近其他几个村子的村民

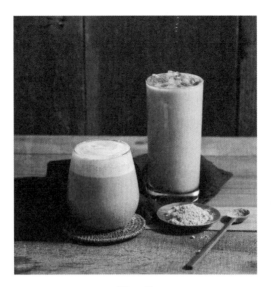

擂 茶

看上去没什么两样。医生们又仔细询问了村民的寝食起居，这才发现一个问题——这个村子的村民特别喜欢喝擂茶，尤其是加了盐的咸擂茶。

医生们立刻明白了村民普遍血压高的原因。他们教育村民，高盐饮食是高血压的主要诱因之一。人一旦吃多了钠盐，极易导致血压升高。所以，擂茶不是不能喝，但是要少放盐甚至不放盐。不光喝擂茶要注意这些，平时的饮食也要尽量清淡一点。含盐量极高的腊肉腊鱼等食物，也要少吃。

此外，湖南汨罗的多数农民习惯饮一种姜盐豆子茶。早在20世纪80年代，中国心脏病研究所就组织专家对此地区进行过系统全面的调查，并证实饮姜盐豆子茶的村民高血压发生率显著增加。

所以，健康生活方式提倡低盐饮食，不要过多地摄入盐。当然饮料中（包括喝茶），也不宜有过多的盐摄入。

〔中南大学湘雅二医院　赵　旺〕

146　降压药用久了也不一定要换

一位老太太，患有高血压20年。有一天，她问我："医生，我服氨氯地平已经很多年了，是否需要更换其他的降压药？"

我回答她，不一定要换降压药。接着，我问这位老太太："您为什么想起要问这个问题呢？"她说："用一种药时间久了会不会耐药？长时间用一种药会不会产生不良反应？"

一般而言，降压药的不良反应会在刚开始用药几周后表现出来。如果用了较长时间没有出现不良反应，说明患者可以很好地耐受这种药物，因此无须担心长时间使用一种药物会产生不良反应，更不必要换药。只要血压控制满意，就继续服药。

高血压自我管理中，最为重要的是，坚持服用降压药，使血压控制在正常范围。所以，降压治疗的一个基本原则就是要长期、持久、平稳地控制血压。频繁更换降压药会导致血压波动，血压波动对于心脑肾都会产生不利影响。目前临床应用长效降压药越来越多，这些药物的优势在于每天只需服药一次，便于长期坚持治疗。同时，应用长效药物还可以减少血压波动，使血压平稳地降低。

长效药物还有一个特点：服药后不会立即发挥明显的降压作用，需要连续用药2～3周后才能充分起效。这一特点保证了血压逐渐平稳地降低，因为短时间内血压迅速而显著的下降对患者也是不利的。所以刚刚用药的朋友不要着急，需要坚持用药2～3周后才能判断疗效如何。有人用了一种药才两三日，感觉血压没有明显下降就认为无效，换用其他药物，这样做是不合理的。如果血压只是轻中度升高，无须紧急降压，开始药物治疗后要观察至少一两周后再评估治疗效果。

〔中南大学湘雅二医院　赵　旺〕

147　哪些情况适合用新降压药

许多初患高血压的朋友常常认为，能不吃药尽量不吃药，吃上药就不能停了；需要吃药时不要使用"太好的"新降压药，用一些老药就足够了，给将来留有余地。这种观点对吗？

一般来说，高血压一旦发生，就开始对人体产生危害。此病一经诊断，就应尽早采取切实有效的治疗手段。对于高血压患者而言，降压治疗的目的是保护心、脑、肾等靶器官（即易受高血压损害的器官）。因此，在选择降压药时不仅要考虑其降压效果，还要考虑到所选药物能不能对心、脑、肾等重要脏器起到很好的保护作用。

一些老的降压药虽然有降压作用，但也存在不足之处：❶不良反应发生率较高；❷降压作用持续时间较短，需要每日多次服药，这样既容易漏服，又可使血压的波动幅度增大，对靶器官造成不良影响；❸这些药对心、脑、肾的保护作用可能较差。

欧洲一些国家曾做过一项规模很大的临床研究。这项研究表明，虽然不同降压药都可以使血压降低，但新降压药（主要是指每天吃 1 次的长效药物）在较好控制血压的同时，还可以发挥更好的靶器官保护作用，从而减少患者因高血压所致的心、脑、肾损害，延长寿命。因此，如果经济条件允许，最好在治疗伊始就选用疗效确切的长效降压药。这些新型降压药虽然价格稍贵一些，但具有以下优势：

（1）疗效确切，降压效果好，不良反应发生率低，有确切的靶器官保护作用。

（2）降压作用平稳，能在 24 小时内持续平稳地发挥降压作用，从而减小血压波动。

（3）用法简便，每日只需服用 1 次，不易漏服。

一些患者担心使用"好药"后，若以后血压继续升高将难以选药。这种担心是不必要的。目前我们拥有许多种类的降压药，只要坚持科学合理的治疗，绝大多数高血压可以得到满意控制。

越来越多的证据表明，新长效降压药优于传统的短效药物，但这并不意味着那些老药就该被彻底抛弃。首先要强调"降压是硬道理"，就是说对高血压患者最重要的是降压。如果患者经济条件较好，最好选用降压作用维持时间较长的新药，以保证患者最大程度的获益；但如果患者经济能力有限，仍可选用价格较为低廉的降压药，例如复方降压片、国产卡托普利、阿替洛尔和噻嗪类利尿药。只要能够降低血压，就可能在一定程度上降低发生脑出血、脑梗死等并发症的风险。

〔河北省人民医院　郭艺芳〕

148　远离心脑血管急症的 7 种情况

高血压患者因为血管长期承受的压力较大，使血管处于痉挛状态，以致血管弹性下降，脆性增加，如果此时由于某种原因促成血压骤然增高，极易造成脑血管破裂而发生脑出血，这对高血压患者来说，无疑是最致命的打击，尤其在下列情况下，更应小心谨慎。

（1）天气突然变化：当遇到寒冷刺激时，体内肾上腺素分泌增强，而肾上腺素增多会使血管收缩引起血压明显上升。在临床上，每当寒流过境、天气降温之时，便是脑出血发病率增高的时刻。因此，在冬季，高血压患者要做好防寒保暖。同理，如果气温骤然上升，外周血管扩张，会使心脑供血减少，增加缺血性心脑血管意外事件的发生。

（2）情绪失控：在极度愤怒、悲伤、恐惧或大喜时，血压可骤然升高，心率加速，从而诱发心脑血管疾病的突发。因此高血压患者要避免生气和冲动，不要过于激动，保持平和的心态，以防意外事件的发生。

（3）清晨起床时：清晨起床时血压波动较大。清醒后活动增多，调节心脏及其他内脏器官活动的交感神经兴奋性增加，引起血压升高。由于体位改变引发缺血反应，也会启动神经内分泌系统，使交感神经变得十分活跃，同时引发肾素-血管紧张素-醛固酮系统发挥作用，诱发急性心肌梗死和缺血性卒中，在医学上称为高血压"晨峰现象"。

（4）饱餐后：饱餐后由于消化和吸收的需要，心输出量增加，血液大量向胃肠道分流，使心肌供血相对减少，耗氧量增加，造成冠状动脉供血不足，加重原有的心肌缺血症状。饱餐使得胃壁过度膨胀，影响肺的呼吸功能，加重缺氧症状，进一步影响心脏功能；又因为饱餐摄入大量的脂肪，血中脂肪浓度迅速上升，血液黏稠度增加，易于形成血栓，均可增加心肌梗死的危险。

（5）便秘：人在排便时腹压会加大，造成血压升高。便秘对于本身就有高血压的患者十分危险，动脉血管中既往形成的斑块会因血压的升高而破裂，诱发血栓形成，并可能诱发急性心肌梗死。便秘时用力排便，腹压升高，进一步增加了高血压患者的血压水平，可能导致患者脑血管破裂，造成脑出血。因此，便秘如同炸弹的"引线"，会随时危及患者生命。

长期严重便秘不仅使人精神紧张、头昏脑涨、脾气差且消化不好，用力排便更是心脑血管意外的常见诱因，老年人便秘尤为危险。

（6）洗澡沐浴时：在洗澡或沐浴时发生心脑血管意外的例子相当多，这主要是因为老年人一般体质较弱，体温调节和血管舒缩功能较差，在热水或冷水刺激下，血压容易发生波动。因此，老年人在洗热水澡尤其是泡澡时水温不能过高，时间也不能过长，以免发生虚脱。

（7）突然停用降压药：临床上经常看到一些患者经过一段时间治疗，血压恢复正常后擅自停用降压药导致心脑血管意外事件发生的案例。还有些患者在突然停药后会发生出汗、头痛、失眠、脸部潮红和血压回升等症状，甚至血压比治疗前还高很多，这是"停药反跳"现象。所以，高血压患者如想停药，应在医生指导下，逐渐减量直至停药。

〔中南大学湘雅二医院　赵　旺〕

149　天气渐凉请注意监测血压

近日，市民吴先生到市十医院心内一科就诊："大夫，我被确诊为高血压，服药后血压渐渐得到控制，但是天气一冷我的血压又偏高了，该怎么办？需要调整药物吗？"

"是这样的，天气暖和的时候高血压比较容易控制，天气变冷血管容易收缩，血压就不好控制了。推荐给你的降压药还得继续按时服用，把你现在吃的药都给我看看，有必要的话可以联合用药……"该院心血管内科副主任王教授解释道。

随着天气逐渐转凉，高血压患者又迎来身体"大考"。"目前正处在夏秋交替的时节，早晚凉爽，昼夜温差增大，一冷一热，容易导致血管痉挛、血压波动大。"王教授提醒，高血压患者要改变夏天的生活习惯，不要让自己受到"冷刺激"，不要吃过多的冷饮，不要用冷水洗脚，晚上睡觉也要特别避免受凉气侵袭，温度低时更要注意保暖。同时，患者一定要及时到医院，在专科医生指导下调整用药，将血压控制在一个合理的水平，从而降低心血管疾病的发病率。

季节变换时高血压患者的血压容易发生波动。秋末冬初，北方地区天气逐渐变冷，这段时间少数高血压患者，特别是老年人可能会出现血压升高，因此需要加强血压监测。

天气变凉后，皮肤血管会收缩，加之出汗减少，一些敏感人群的血压可能比平时有所增高。敏感人群主要包括老年人、平时血压波动大的患者、平时血压控制不理想者、不坚持规律性服药者，以及重度高血压患者。这些高血压患者一方面一定要坚持服药，同时还要注意经常测量血压。若血压比平时轻度升高（收缩压增高不超过 10 mmHg），暂时不必特殊处理，继续服用原来的降压药，观察数日，随着人体逐渐适应气温变化，多数人的血压可以逐渐恢复正常。若血压升高明显（收缩压升高超过 10 mmHg，或者中青年血压持续超过 140/90 mmHg，老年人血压持续超过 150/90 mmHg），则需要咨询医生，由医生决定是否需要调整降压药，不要因为血压升高自行增加药物。"自己常测血压、医生指导治疗"是最可靠的做法。

〔中南大学湘雅二医院　赵　旺〕

150　高血压的"家庭康复"要点

出院/门诊后回到家中，高血压患者一定要做到以下几点：

（1）严格按照医嘱坚持系统的治疗，定期到医院复查。

（2）按照医生的建议进行体育锻炼或康复运动。

（3）帮助家人干些力所能及的家务，但不能过度劳累。

（4）食量安排合理，营养搭配恰当。肥胖的高血压患者要特别注意"管住嘴，迈开腿"，吃、动两平衡。饭吃八成饱，日行万步路。有氧运动有益于体重控制和血压下降。

（5）保持良好心情及睡眠。"双心*服务"对平稳控制血压至关重要。焦虑和/或抑郁及睡眠不好可引起血压波动升高。这在老年高血压患者中尤其常见。要把"双心关爱"融入血压管理。还应注意有无鼾症与睡眠呼吸暂停，如有，应到医院评估纠正。

（6）高血压患者务必戒烟、限酒。长期大量饮酒使血压增高和甘油三酯升高。一次过量饮酒导致血压急剧升高，可能引发脑出血。

（7）保持大便通畅。

（8）记录病情变化，学会一些基本的自我护理技术，如测脉搏，量血压等。

（9）要关注，别过度：每天自测血压不要过度频繁。一些老年高血压患者对血压过于担心，过于频繁自测血压，反而引起血压波动，甚至大起大落。如看血压是否平稳，可定期做24小时动态血压监测。

（10）注意血压晨峰：如血压有早晨明显升高的晨峰现象，降压药应在睡前服用，并选择长效降压药。

（11）老年高血压患者，如有血糖高、微量白蛋白尿等，服降压药的同时，即使血胆固醇不高，也应服小剂量他汀类降血脂药（各种他汀半片或血脂康/脂必泰）。

（12）降压药应选长效药；提倡用"复降片"，即单片复方制剂，"一口水，一片药"，不容易漏服。坚持降压是硬道理的大方向。

（13）高血压的控制要走出仅在降压药上下功夫。"五大处方"的组合拳应落实到高血压防治实践，可能用更少、剂量更小的药物，实现更好的血压控制效果，减少药物不良反应，节省费用。

---

　　*"双心"指心脏和心理。

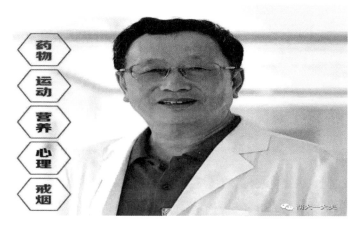

胡大一及其所倡导的疾病治疗五大处方

高血压患者的家属在患者康复过程中应努力做到以下几点：

（1）督促患者按时服药、定期复诊。老年高血压患者常常一身多病，需要多种药物。老年尤其高龄老人常有不同程度记忆力减退。家属或保姆要帮助提醒患者按时正确服药。

（2）对患者多加关心和了解，如果遇到患者被疾病（包括病痛和疾病知识）困扰和情绪反常时，可以代替患者向医生咨询，帮助患者消除对疾病的恐惧以及由此引起的不安。

（3）监督患者出院后的合理饮食和危险因素控制，比如坚决支持和耐心帮助患者戒烟。家里做饭注意三减：减盐、减油和减糖。需要强调，人们已经形成的生活习惯是很难改变的，改变生活习惯中不健康的部分，家属能起到最好的促进作用。

（4）尽量安排空余时间与患者共同度过，譬如一起锻炼。

（5）留心观察患者，及时发现不良事件，及时就医。

（6）创造良好的生活环境，相互关爱。

〔北京大学人民医院　胡大一〕

151　再谈互联网＋高血压管理

高血压是心血管疾病最重要的危险因素。70％的卒中、50％的心肌梗死、50％的心房颤动与高血压有关联。降低高血压患者的血压水平可减少40％～50％的卒中风险和15％～30％的心肌梗死危险。因此，控制高血压是心脑血管疾病防治的核心。庞大的高血压人群使原本就紧张的医疗资源更显不足。

高血压防治在"移动医疗"技术方面的最新应用主要体现在传统的血压监测设备和"大数据""云计算""物联网"等移动互联网技术的创新融合上。

通过无线或蓝牙技术将移动终端手机应用软件和血压监测设备连接的这种网络化管理的方式，能系统地完成"测量数据—解读数据—分析数据—完善治疗"过程，对加强家庭自测血压、用药指导有很好的辅助作用。

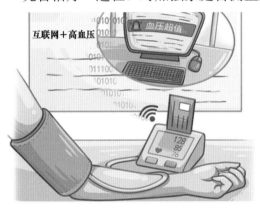

互联网＋高血压管理

通俗地说，互联网＋高血压管理就是通过电子设备将测得的血压数值传送给需要掌握情况的人或机构，便于系统管理和全程监控。

医生可以通过移动医疗产品实行血压的互联网＋管理，随时掌握多名患者的动态健康数据，定期检测血压波动变化，了解患者的血压是否得到满意的控制，观察药量增减的治疗效果，并作出病情预判，从而帮助医生评价治疗效果，修正治疗方案。互联网＋血压管理在一定程度上减轻看病难的问题，使医生与患者的沟通变得更加高效和便捷。

互联网＋高血压管理同时也具有重要的学术价值，对于高血压大样本、多中心、跨地域的研究提供了极大的便利，大数据平台能帮助医生更好地探索慢性病防治这个大课题，为实现全民健康而助力。

〔中南大学湘雅医院　钟巧青〕

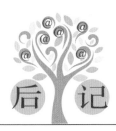

后 记

互联网十时代湖南善医人定有新作为

我们走进了新时代，这是一个创新的时代。然而，任何创新只有"善"字当先，才能持久，才能惠及人类。中国老百姓更希望健康医疗领域的每一项技术、服务、产品的创新，都能实实在在的链接百姓、惠泽百姓，能享受到更便利、更人性化的医疗服务。

医疗领域的任何创新，都离不开医疗的本源，那就是一切为患者着想，及时有效地解决患者的问题。然而，医学技术越来越进步，医生队伍越来越庞大，而患者却越来越多。美国心脏协会专家曾有一个生动的比喻：如今的医生都聚集在一条泛滥成灾的河流下游，拿着大量经费研究打捞落水者的先进工具，同时苦练打捞落水者的本领。结果，事与愿违，一大半落水者都死了，被打捞上来的也是奄奄一息。更糟糕的是，落水者与日俱增，越捞越多。事实上，与其在下游打捞落水者，不如到上游筑牢堤坝，让河水不再泛滥。作为医生，不能坐着等人得病，而应防患于未然，避免更多人"落水"。

纵观行业发展史，传统医疗时代遗留了诸多未解决的难题，政府部门需要连续不断出台政策引导行业发展。互联网十健康管理或医疗将为中国的医疗卫生事业带来颠覆性变革。移动健康管理横空出世，无疑将给该领域带来革命性的创新，湖南善医健康管理平台有可能成为这方面的典范。

利用互联网十技术平台，让诊疗、康复、预防、保健等各个业务环节的参与者相互补位，深度精准连接，共同形成良好的健康服务生态体系，

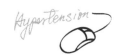

为患者提供个性化的、多元化的、有价值的精准化服务。

互联网＋时代，每天都在发生各种创意和创新。但对于一个事关百千万用户和患者的移动健康创新来说，重要的除了理念革命和顶层设计，还需要模式、产品、技术的配套升级。

当前，湖南善医人主要做下列 4 个方面的事情：

（1）充分发挥智能健康监测的作用，让其使用更方便，数据更准确。

（2）保证人体健康信息及时上线，患者与专家交流更便捷、更充分。

（3）让医学专业知识转化为强大的生产力，使医务人员辛勤劳动能创造财富，享有成就感。

（4）使为美好生活而奋斗的人们都能获得满意的健康保障服务。

我们始终突出一个"善"字。动机至善，过程至善，我们将永记在心！

〔中南大学湘雅二医院　赵水平〕

图书在版编目（ＣＩＰ）数据

互联网+，让高血压不再可怕 ： 在线增值版 / 赵水平，黄金跃
主编. -- 长沙 ： 湖南科学技术出版社，2018.6
ISBN 978-7-5357-9843-5

Ⅰ．①互… Ⅱ．①赵… ②黄… Ⅲ.①高血压－防治 Ⅳ.①
R544.1

中国版本图书馆 CIP 数据核字(2018)第 136078 号

互联网+，让高血压不再可怕 在线增值版

主　编：赵水平　黄金跃
责任编辑：李　忠
出版发行：湖南科学技术出版社
社　　址：长沙市湘雅路 276 号
　　　　　http://www.hnstp.com
湖南科学技术出版社天猫旗舰店网址：
　　　　　http://hnkjcbs.tmall.com
邮购联系：本社直销科 0731-84375808
印　　刷：长沙湘诚印刷有限公司
　　　　　（印装质量问题请直接与本厂联系）
厂　　址：长沙市开福区伍家岭新码头 95 号
邮　　编：410008
版　　次：2018 年 6 月第 1 版
印　　次：2018 年 6 月第 1 次印刷
开　　本：710mm×1000mm　1/16
印　　张：12.75
书　　号：ISBN 978-7-5357-9843-5
定　　价：38.00 元
　　（版权所有·翻印必究）